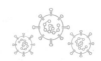

第 1 波 か ら 第 5 波

新型コロナウイルス
流行の記録と解説

吉田匡司
Masashi Yoshida

まえがき

　10年前に小児科診療所を閉院した私は、近くの川の堤防や田んぼのあぜ道で、すみれ、日本たんぽぽ、野菊、つゆ草、ヘビイチゴ、彼岸花等を採集し、自分の庭に植えて増やし、楽しんでいました。医療からは久しく離れていたのですが、令和2年（2020年）1月10日の読売新聞を読み、衝撃を受けました。そこには、中国中央テレビが「昨年12月以降、武漢市で59人の原因不明の肺炎患者全員が隔離され、そのうち7人が重症者で、8人が8日に退院した。複数の患者から新型コロナウイルスが検出された」と報じた、という記事が掲載されていました。

　1月20日、中国政府の専門家チームトップで呼吸器専門医の鍾南山氏（チョンナンシャン）は、「新型コロナウイルスは、人から人へ感染する」と明言しました。

　翌21日、当時の安倍晋三首相は、閣僚会議において、空港や港などでの水際対策の徹底、感染が疑われる患者の検査を指示しました。

　23日、中国政府は武漢市を封鎖しました。

　以来、私は、読売新聞の新型コロナウイルスに関するめぼしい記事を切り抜いて、ファイルするようになりました。今回、この貴重な体験を私の視点から考察し、重要な情報をまとめて残しておくことは、将来役に立つだろうと考え、本書『新型コロナウイルス流行の記録と解説』を出版しました。

　情報は、新型コロナウイルスが発見された令和1年（2019年）12月に始まり、第1波（令和2年2～5月）から第5波（令和3年6～9月）までの期間にしぼり、都度、私が感じたこともあわせて明記しています。今、それらの資料を見返してみても、当時の混乱や衝撃がありありと感じられます。

当時の新聞の切り抜きの中から厳選した情報を、臨床医はウイルス学を理解できるように、ウイルス学者は臨床医学を理解できるように配慮しつつ、さらには一般読者の方にも分かりやすいよう、高校生レベルの基礎知識をちりばめながら、一冊にまとめました。尚、執筆に当たっては、当時のデータを曲げないように細心の注意をはらいました。

　自由に書いた私の原稿でしたが、PHPエディターズ・グループの小室彩里さんに助けられながら、やっと完成までたどりつきました。

　本書が読者の皆様にとって、この未曾有の出来事を振り返るための貴重な資料になるとともに、新型コロナウイルスへの理解を深める端緒となれば幸いです。

吉田匡司

新型コロナウイルス流行の記録と解説

目次

第 1 章
新型コロナウイルス感染症の特徴

第2章

ウイルスの構造から見る 新型コロナウイルスの構造

第3章

本邦における新型コロナウイルス 流行の始まり

第4章
新型コロナウイルスの爆発的流行と医療崩壊

第5章

薬とワクチン

第6章

第4波・大阪医療崩壊と
第5波・東京医療崩壊

＊本書の内容は、特に明記がない限り、
　名称、肩書き、数値などは当時のものです。

装幀　佐々木博則
本文挿絵・図表　桜井勝志

新型コロナウイルス
感染症の特徴

2019年に中国・武漢市で発生し、瞬く間に世界中をパンデミックに陥れた「新型コロナウイルス感染症」。そもそも、新型コロナウイルス、そして新型コロナウイルス感染症とはどんなものなのか。第1章では、大まかな第1波から第5波までの感染者数の変遷とともに、この未知のウイルスによる感染症の特徴を述べる。

新型コロナウイルス(SARS-CoV-2)と 新型コロナウイルス感染症(COVID-19)の命名

　新型コロナウイルス感染症（COVID-19）の原因は、**SARS-CoV-2**（サーズ-コブ-2）で、severe acute respiratory syndrome coronavirus-2の略です。令和2年3月3日に、国際ウイルス分類委員会のコロナウイルス研究グループが、現時点で呼吸器疾患の集団感染を引き起こしている新型ウイルスの名称をSARS-CoV-2と命名したと、Nature Microbiologyで報告しました。既知のコロナウイルスとの**遺伝的関連について、ゲノムデータの比較と、**ウイルス複製に関わる、よく保存されたタンパク質の差異を詳しく見ることにより、新しいコロナウイルスが2002年から2003年の間に人に集団感染を起こした重症急性呼吸器症候群（SARS）の原因ウイルスのSARSウイルスを基準株とする種に**遺伝的に近い**関係にあると分かり、その**遺伝的関連から**、SARS-CoV-2と名づけられたのです。

　令和2年2月11日、WHO（世界保健機関）は新型コロナウイルス感染症を**COVID-19**（コヴィド・ナインティーン）と命名しました。これはCoronavirus disease-19の略で、最初に発見されたのが2019年だったため、この名前がつけられました。

　令和5年2月16日、厚生労働省は、日本における「新型コロナウイルス感染症」の名称を**「コロナウイルス感染症2019」**に変更する検討に入りました。それまで、「新型コロナウイルス感染症」は、感染症法の1〜5類の中で、危険度の高い「2類相当」とされていましたが、令和5年5月8日に、季節性インフルエンザ並みの「5類」に引き下げられることになり、名称の変更はそれに伴う措置で、社会生活が平時に移行することを強調しました。

新型コロナウイルス(SARS-CoV-2)の由来動物コウモリ、媒介動物センザンコウ

　中国政府の国家衛生健康委員会は、令和2年2月11日の中国本土における新型コロナウイルスの感染者が4万4653人で、特に湖北省で3万3366人と拡大している、死者は中国本土で1113人、そのうち湖北省で1068人であると発表しました。

　そんな中で、WHOは、2月11日に新型コロナウイルスが引き起こす疾病を「**COVID-19**」と名付けました。名称は、Coronavirusから「Co」と「VI」、Diseaseから「D」をとり、2019年から「19」をつけました。私は「COVID-2019」と付けるべきだと思いました。

　日本のマスコミはCOVID-19と正式名称がついた後も、いつまでも「新型コロナウイルス感染症」という名前を続けて、正式名称を使いません。
　日本のマスコミは2009年に流行した2009 pandemic influenza A/H1N1 virusのことも、いまだに「新型インフルエンザ」と呼んでいます。2009 pandemic influenza A/H1N1 virusは「新型」でなく、A/H1N1の亜型の変異です。正しい名前を使い、国民に教示すべきです。

　令和2年2月12日の読売新聞に、WHOは新型コロナウイルス（SARS-CoV-2）がコウモリから別の動物を介して、そこから人に感染した可能性が高いとの見方を示しました。というのは、一部の研究者が行った遺伝子解析の結果によりますと、コウモリの遺伝子と新型コロナウイルス（SARS-CoV-2）の遺伝子に類似性があったからです。野生動物も扱う武漢市の海鮮卸売市場では、コウモリの取り扱いが多くなかったことから、新型コロナウイルス（SARS-CoV-2）はコウモリ以外の動物が媒介して人に

感染した可能性があると言っています。

　令和2年2月24日、中国の全国人民代表大会（全人代＝国会）の常務委員会は、新型コロナウイルス（SARS-CoV-2）が武漢市の海鮮市場で販売されていた**野生動物から人に感染**した可能性が考えられるため、国内での野生動物の食用を禁止しました。

　令和2年6月5日、WHOは、コウモリから由来した新型コロナウイルス（SARS-CoV-2）が体長30～85cmの希少哺乳類であるセンザンコウを媒介して人に感染した可能性があると指摘しました。香港大学によりますと、中国に密輸されたマレーセンザンコウのコロナウイルスと新型コロナウイルス（SARS-CoV-2）の遺伝子情報の9割が一致したためです。センザンコウはワシントン条約で商業目的の国際取引を禁止されていますが、ウロコが中国の伝統薬（中薬）の原料として珍重され密輸されるケースが後を絶たず、しかも闇市場で取引されるので取引の実態はつかめていませんでした。
　ちなみに、SARSの病原体由来動物はコウモリで、媒介動物はハクビシンでした。

新型コロナウイルス感染症流行の
第1波から第5波までの概略

　日本国内における新型コロナウイルス感染症（COVID-19）流行の第1波は、令和2年2月13日〜5月20日とされ、1日の新規感染者数のピークは4月13日の787人、流行株は武漢株でした。

　4月7日、東京、神奈川、埼玉、千葉、大阪、兵庫、福岡の7都府県に緊急事態宣言が発令されました。この時に提示された期間は4月7日から5月6日まででしたが、4月16日には緊急事態宣言を全国に拡大し、さらに、5月4日には、5月31日まで延長されました。

　しかし、新規感染者数が減少に転じ、5月14日に北海道、東京、神奈川、埼玉、千葉、京都、大阪、兵庫の8都道府県を除いて解除、続いて5月21日には大阪、京都、兵庫を解除、そして5月25日に全面解除されました。

　第2波は、令和2年7月1日から始まり、新規感染者数のピークは8月7日の1600人で、9月7日に終わりました。流行株は日本由来株でした。

　第3波は、令和2年11月11日から令和3年2月6日まででした。新規感染者数のピークは、当時の新聞によりますと、令和3年1月8日で、1日の新規感染者数は7958人でした。

　令和3年1月7日、再び東京、神奈川、埼玉、千葉に緊急事態宣言が発令され、期間は1月8日から2月7日までの1カ月間とされましたが、1度の区域変更を経て、2月2日に3月7日まで延長されました。さらに3月5日には3月21日までと2週間延長され、3月21日に全面解除されました。流行株は日本由来株でした。

　第4波は、令和3年3月23日から6月14日まででした。新規感染者数

のピークは、5月13日の6872人で、3回目となる緊急事態宣言は、4月23日に発令され、4月25日から、延長、再延長して6月20日まで実施されました。

　この時期には、英国型変異ウイルス（アルファ株・N501Y）が流行し、従来株の新型コロナウイルスに比べて感染力が1.9倍、死亡率が1.6倍、重症者は1.5倍で、大阪府が医療崩壊しました。

　第5波は、令和3年6月21日から9月30日まででした。新規感染者数のピークは、8月27日の2万4200人でした。

　菅義偉首相は7月8日、**東京都に**4回目の緊急事態宣言を発令する方針を決めました。期間は7月12日から8月22日までで、あわせて、沖縄にも緊急事態宣言と、首都圏3県と大阪のまん延防止等重点措置の延長も決定しました。また、8月17日には京都など7府県への緊急事態宣言の発令と宮城など10県へのまん延防止等重点措置の適用を決定し、期間は8月20日から9月12日までとしました。

　9月9日、東京など19都道府県の緊急事態宣言と8県のまん延防止等重点措置の期限を、9月12日から9月30日に延期。予定通り、9月30日に、これらを解除しました。

　延期を余儀なくされていた東京オリンピック・パラリンピックは、7月23日から8月8日までの17日間で開催されました。

　この時期に流行していたのは、インドで最初に確認されたウイルスのデルタ株（L452R・E484Q）です。この変異ウイルスは、従来株の2倍、アルファ株変異ウイルスの1.5倍、感染力が強く、8月11日に東京都が医療崩壊しました。

　図は、当時の読売新聞から数値をプロットして作成したものです。プロットは少ないですが、当時の流行の傾向は分かると思われます。

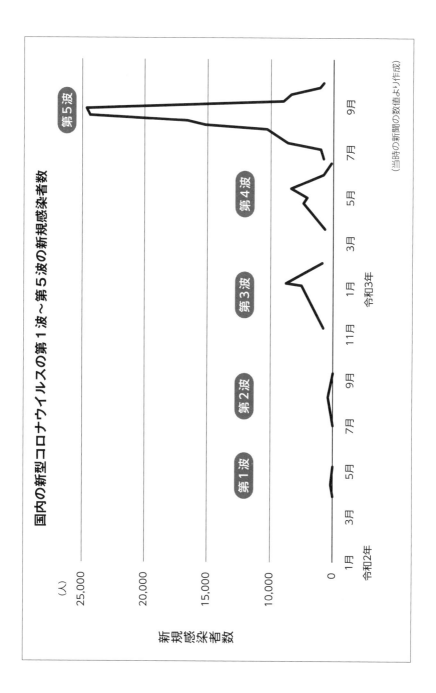

国内の新型コロナウイルスの第1波〜第5波の新規感染者数

（当時の新聞の数値より作成）

新型コロナウイルス感染症(COVID-19)の第1波から第5波の流行

	第1波	第2波	第3波	第4波	第5波
流行期間	令和2年 2月13日～ 5月20日	令和2年 7月1日～ 9月7日	令和2年 11月11日～ 令和3年 2月6日	令和3年 3月23日～ 6月14日	令和3年 6月21日～ 9月30日
ピークの 日とその 人数	令和2年 4月13日 787人	令和2年 8月7日 1600人	令和3年 1月8日 7958人	令和3年 5月13日 6872人	令和3年 8月27日 24200人
流行株	武漢株	日本由来株	日本由来株	英国由来株 アルファ （α）株 N501Y変異	インド由来株 デルタ （δ）株 L452R・ E484Q変異
緊急事態 宣言	令和2年 4月7日～ 5月25日		令和3年 1月8日～ 3月21日	令和3年 4月25日～ 6月20日	令和3年 7月12日～ 9月30日
備考				大阪医療 崩壊	東京医療 崩壊

第1波の国内新規感染者数

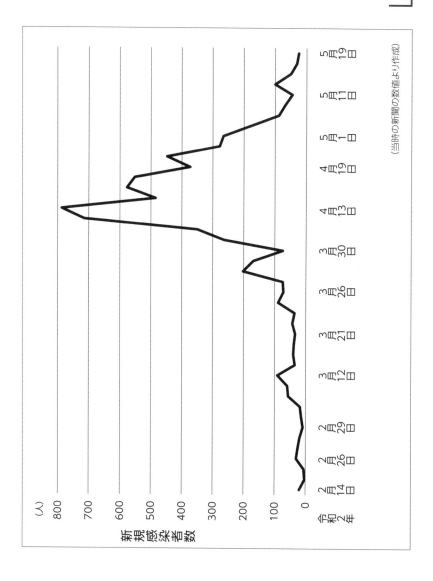

（当時の新聞の数値より作成）

第2波の国内新規感染者数

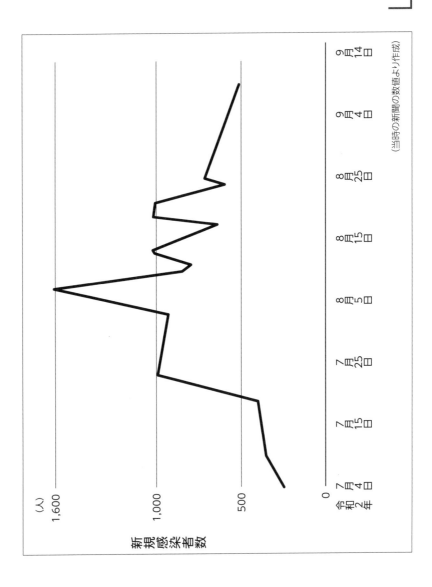

（当時の新聞の数値より作成）

第4波の国内新規感染者数

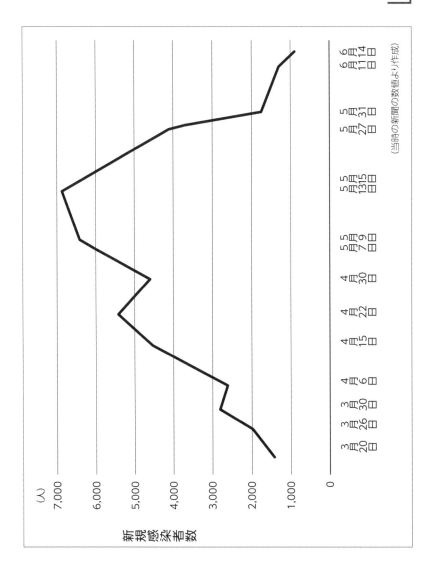

（当時の新聞の数値より作成）

新型コロナウイルス感染症の症状

　令和3年2月15日時点の情報を基に、厚生労働省、国立感染症研究所が作成した「新型コロナウイルス感染症（COVID-19）診療の手引き　第4.2版」によりますと、本邦で入院した2600人の解析から、新型コロナウイルス感染症の初期症状は季節性インフルエンザに似て、区別するのが困難だということでした。頻度の高い症状は、発熱、咳、倦怠感、呼吸困難で、さらに下痢が10％、味覚障害が17％、嗅覚障害が15％見られたとあります。

　発症から入院までの中央値は7日でした。入院した2600例の中で、酸素投与を要しない症例が62％、酸素投与を要した症例が30％、人工呼吸管理やECMO（体外式膜型人工肺）による集中治療を要した症例が9％で、集中治療を要した症例の7.5％が死亡し、入院期間の中央値は15日とのことです。

　新型コロナウイルス感染症全体の致死率は3〜4％で、季節性インフルエンザの致死率は0.1％以下です。いかに新型コロナウイルス感染症が恐ろしいかが分かります。

　新型コロナウイルス感染症の胸部CT像は、軽症またはごく早期に**円形すりガラス状陰影**が見られ、やがて胸膜下に**すりガラス状陰影**が見られるようになります。進行期、極期には下葉主体に牽引性気管支拡張、容積減少を伴う浸潤影が見られます。

　入院患者で、**併存疾患**がない症例と比較し、慢性腎臓病、肝疾患、肥満、脂質異常症、高血圧、糖尿病を有する症例は、入院後に重症化する割合が高い傾向にありました。同じく併存疾患がない症例と比較して、心疾患、慢性肺疾患、脳血管障害を有する症例は、死亡する割合が高い傾向にありました。つまり、重症化因子と死亡因子が異なるということです。

また、60歳以上の**基礎疾患**がない患者の致死率が3.9％であるのに対し、60歳以上の**基礎疾患**がある患者の致死率は12.8％と高く、高齢者で基礎疾患のある患者の死亡率が特に高かったことが分かっています。一般に、新型コロナウイルス感染症では年齢が高くなるほど致死率は高くなります。

　厚生労働省によりますと、**基礎疾患とは**、慢性閉塞性肺疾患等の慢性の呼吸器疾患、高血圧を含む慢性の心臓病、慢性の腎臓病、肝硬変等の慢性の肝臓病、インスリンや飲み薬で治療中及び合併症のある糖尿病、鉄欠乏性貧血を除く血液の病気、悪性腫瘍を含む免疫機能が低下する病気、ステロイドなどの免疫機能を低下させる治療を受けている、免疫の異常に伴う神経疾患や神経筋疾患、神経疾患や神経筋疾患が原因で身体機能が衰えて呼吸障害等がある、染色体異常、重症心身障害、睡眠時無呼吸症候群、重い精神疾患等とBMIが30以上の肥満を指します。

　これらの結果を基に、新型コロナウイルス感染症の患者数の増加に伴い、限られた医療資源を適正に配分するため、重症化する患者を早期に予測するツールの開発が期待されました。日本呼吸器学会が開発したA-DROPは、①70歳以上の男性または75歳以上の女性、②１分間の呼吸数が30回以上または**SpO₂（動脈血酸素飽和度）＜90％**、③血圧＜90mmHg、④BUN（尿素窒素）≧21mg/dℓのうち３項目以上があてはまると重症化が予測されました。

新型コロナウイルス感染症についての
相談・受診の目安

　令和２年２月17日、厚生労働省は、新型コロナウイルス感染症が国内へ広がっている現状を受け、発熱などの症状が出た患者が医療機関に殺到するのを防ぐため、全国の保健所などに設置されている専用窓口「**帰国者・接触者相談センター**」に相談する**目安を公表**しました。

　一般の人は、風邪の症状や37.5℃以上の発熱が４日以上続く、または強いだるさや息苦しさのどちらかがあれば、全国536カ所にある帰国者・接触者相談センターに電話するよう求めています。しかし、高齢者や糖尿病、心不全などの基礎疾患のある人、人工透析、抗がん剤の治療を受けている人達及び妊婦は重症化しやすいため、発熱が２日続いたら、相談するよう勧めています。

　子どもについては、この時点で重症化しやすいという報告がないので、一般の人と同じ対応をすることを求めています。

　同センターは、相談を受けた後、症状に応じて、診療体制が整った全国に726カ所ある医療機関の「帰国者・接触者外来」につなぎます。

　2009年の新型インフルエンザ（2009 pandemic influenza A／H1N1）流行時に、診療を拒否する医療機関が多数あり、患者が一部の医療機関に殺到し、混乱した経験を踏まえて今回はこのようなシステムを作りました。

　私は、上記のシステムは**成功した**と思います。

潜伏期

　潜伏期とは、ウイルスに感染してから実際に症状が現れるまでの期間を
いいます。

　令和2年1月15日、広島大学病院感染症科の大毛宏喜教授は、新型コ
ロナウイルス（従来株）の潜伏期は1～14日で、多くの場合、感染から5
～6日で発症すると述べました。

　令和4年7月28日の朝日新聞・Reライフ.netには、オミクロン株以前
の新型コロナウイルスのほとんどは、潜伏期が約5日で、最長は14日と
されていましたが、オミクロン株の潜伏期は、中央値が2.9日で、10日目
までに感染者の99％が発症すると記載しています。

　令和2年2月14日、厚生労働省健康局結核感染症課は、それまでに国
内で確認された新型コロナウイルス感染症36例の中の6例の症例を報告
しました。うち1例は2月1日にダイヤモンド・プリンセス号に乗船して
いた中国人を乗せたタクシー運転手で、潜伏期は5日でした。

　令和2年2月26日のIASR（病原微生物検出情報、月報）では、武漢市に
渡航歴のない日本人3人が、武漢市からの旅行客と接触して3～8日目に
発症したと報告しています。つまり、潜伏期は3～8日でした。

　いずれも、中国人観光客から日本人に感染していました。

　令和4年7月30日のNHKの番組では、第5波（デルタ株）の潜伏期の平
均が3.7日、第6波のオミクロン株BA.1の潜伏期の平均が2.9日、第7波
のオミクロン株BA.5の潜伏期の平均が2.4日と述べています。茨城県潮
来保健所が、BA.5が流行中の令和4年7月4日から3週間に発症した患
者のうち、感染経路が分かっている72人について、ウイルス曝露時から
発症までの潜伏期を調べたところ、1人を除いて71人が3日以内だった
ということです。

すりガラス状陰影

　Radiology 2021;211199. に発表された、令和２年１月27日から３月31日までに、中国・武漢市において新型コロナウイルスによる肺炎（COVID-19肺炎）で入院した患者209人の胸部CT画像を１年間追跡した報告によりますと、初期は胸膜下のすりガラス状陰影（**GGO**：ground glass opacity）から始まり、亜急性期に浸潤影（consolidation）が出現し、退院時に線状影が認められています。具体的には、入院時の96％にすりガラス状陰影、59％に浸潤影、25％にcrazy paving（２次小葉間隔壁肥厚と小葉内線状影を伴うすりガラス状陰影）が認められ、退院時にはすりガラス状陰影、線状影、網状影、気管支拡張像及び肺容積減少が認められました。

　それらは、１年後、75％の患者で病変が完全に消失しましたが、25％に線状、網状、気管支拡張像、胸膜下嚢胞状陰影等が認められました（元大阪大学医学部臨床教授・栗山啓子氏の紹介による）。

　令和２年１月に押谷仁東北大学微生物学教室教授は、すりガラス状陰影が主体のCOVID-19肺炎を、新しいタイプの肺炎であると言いました。

　一方で、新型コロナウイルス（SARS-CoV-2）の感染初期には、胸部CT所見がない場合があり、また、症状が出現していない人でもすりガラス状陰影が狭い範囲に限局して見られることもあります。

　COVID-19肺炎の典型的な胸部CT画像は、多巣性及び、ほとんど両側性の胸膜下付近に分布する円形、半円形、不整形のすりガラス状陰影と浸潤影です。すりガラス状陰影は、胸膜下直下の半円形、胸膜に接しない部分では境界明瞭な円形〜類円形を提示します。

　病初期には、すりガラス状陰影が主体で、続いて小葉間隔壁が肥厚し、そのあと浸潤影が主体となります。CTの病変範囲は発症後６〜７日目がピークで、再びすりガラス状陰影が主体となり、回復に向かいます。しか

し、5％が急速に進行し、集中治療室（ICU：Intensive Care Unit）に入り、2～3％は致命的であると言われています。

すりガラス状陰影は、肺内に浸出液がたまりますが、既存の空気があり、水浸しにはなりません。肺胞壁が厚い、air bronchogram（空気気管支像）がない、肺容積の減少がないという特徴があります。新型コロナウイルスが流行する以前からインフルエンザウイルス肺炎等の胸部レントゲンやCTで見られていました。

一方、浸潤影は、肺胞内腔の空気が浸出液と入れ替わり、肺胞内腔の強い透過性の低下が起こることで、肺胞内部の血管が見えない限局した均等陰影です。air bronchogramが見られ、肺容積の減少はありません。

COVID-19肺炎のスクリーニングのためにCTを撮影することは推奨されていませんが、COVID-19肺炎のCT所見が非典型的な例は稀で、診断に役立つことがあります。新型コロナウイルス陽性の人のCOVID-19肺炎の有無をCTで検査します。

パルスオキシメーターとSpO₂

　パルスオキシメーターは指尖部などにプローブを装着するだけでSpO₂（**動脈血酸素飽和度**）が測定できる装置です。数十年前から日常診療で呼吸困難がある患者の低酸素状態を手早く数値で知る指標に使われてきました。

　パルスオキシメーターを指先に装着すると、皮膚に波長940nmの赤外光と波長660nmの赤色光を通し、動脈血中の赤血球のヘモグロビンが酸素と結合している比率を測定します。正常値は96〜99％です。呼吸不全の定義はPaO₂≦60mmHgで、これはSpO₂≦90％に相当し、SpO₂は3％の誤差が予測されますので、SpO₂が93％以下を呼吸不全とし、酸素投与が必要とされ、人工呼吸器のある病院にすぐ相談すべき状態です。

　SpO₂は新型コロナウイルス感染症の重症化の目安として役立ち、パルスオキシメーターの需要が一気に拡大しました。新型コロナウイルス感染症の流行以降、保健所から、宿泊施設や自宅療養者に配布されています。

　しかし、クラスターが多発している老人ホームでは常備されていないところがあり、施設長、ケアマネジャー、ヘルパーが、SpO₂を測定することがいかに重要かという医学的認識がないために救急搬送が遅れ、患者が亡くなることもありました。

志村けんの死と容態の急変・対策

　令和 2 年 2 月13日～ 5 月20日の第 1 波中、安倍晋三首相は 4 月 7 日～ 5 月25日の期間、緊急事態宣言を発令しました。そのような中、 3 月29日にコメディアンの志村けんさん（70歳）が、新型コロナウイルス感染症によって亡くなられました。志村けんさんは 3 月19日に発熱・倦怠感があり、20日に病院を受診、23日にPCR検査陽性となり、その 6 日後に死亡しました。

　同じ頃、東京都世田谷区では、50代の単身赴任中の男性が発熱し、 4 月 3 日以降、保健所の帰国者・接触者相談センターに複数回電話をしましたが、つながらず、かかりつけ医が保健所に連絡し、 9 日に検査を受けました。しかし、その後、容態が急変し、11日に社員寮の自室で死亡しているのが見つかりました。死後、PCR検査が陽性であったことから、PCR検査の迅速化が求められました。

　令和 2 年 5 月 4 日の読売新聞では、東京・大阪の死者100人中、感染が判明してから 3 日以内に亡くなった人は26人、 7 日以内に亡くなった人は50人とあり、新型コロナウイルス感染症は、ひとたび重症化すると短期間で死亡するのが特徴でした。年代別死亡率は90歳以上が18.8％、80代15.1％、70代8.4％、60代3.7％、50代0.6％、40代0.4％で、高齢者ほどリスクが高くなっています。

　厚生労働省は、令和 2 年 4 月29日、重症化の前兆となる「緊急性の高い症状」のチェックリストを公表しました。この表を見て、自宅で唇が紫色、息があらい、少し動くと息苦しい、胸痛、座らないと息ができない、肩で息をしている、突然の喘鳴、不整脈といった症状の 1 つでもあてはまれば受診を促しています。

　さらに、同年 5 月 8 日には新たな相談・受診の目安を公表し、息苦し

さ、強いだるさ、高熱のいずれかの症状がある場合や、高齢者や基礎疾患のある人で発熱や咳などの軽い風邪の症状がある時には、すぐに保健所の帰国者・接触者相談センターに連絡するように求めました。

重症度の分類

重症度	酸素飽和度	臨床状態	診療のポイント
軽度	$SpO_2 \geqq 96\%$	呼吸症状なし or 咳のみで呼吸困難なし 肺炎所見なし	多くが自然軽快するが、急速に病状が進行することもある リスク因子のある患者は入院とする
中等症Ⅰ 呼吸不全なし	$93\% < SpO_2 < 96\%$	呼吸困難 肺炎所見	入院の上で慎重に観察 低酸素血症があっても呼吸困難を訴えないことがある 患者の不安に対処することも重要
中等症Ⅱ 呼吸不全あり	$SpO_2 \leqq 93\%$	酸素投与が必要	呼吸不全の原因を推定 高度な医療を行える施設に転院を検討 ネーザルハイフロー、CPAPの使用をできるだけ避け、エアロゾルの発生を抑制
重症		ICUに入室 or 人工呼吸器が必要	人工呼吸器管理に基づき重症肺炎をL型、H型に分類 L型：肺はやわらかく喚起量が増加 H型：肺水腫で、ECMOの導入を検討

呼吸不全の定義は$PaO_2 \leqq 60mmHg$であり$SpO_2 \leqq 90\%$に相当するが、SpO_2は３％の誤差が予測されるので$SpO_2 \leqq 93\%$とした。

出典：令和３年２月15日、厚生労働省、国立感染症研究所発行
「新型コロナウイルス感染症（COVID-19）診療の手引き 第4.2版」

新型コロナウイルス感染症と
急性呼吸窮迫症候群(ARDS)

新型コロナウイルス感染症（COVID-19）がひとたび重症化すると、それらの患者の多くが、数時間から半日単位でARDSの状態になると考えられます。肺が水浸しになり、胸部レントゲン写真を撮ると広範囲に真っ白に見えます。自宅療養中の主な死因はARDSが考えられます（令和2年5月9日、自治医科大学附属さいたま医療センター副センター長・讃井將満氏）。

ARDS（acute respiratory distress syndrome：急性呼吸窮迫症候群）とは、肺炎や敗血症などがきっかけとなって、急激に重症化し、呼吸不全をきたす疾患です。全身に激しい炎症反応が起こることによって肺の血管透過性（血液中の水分が血管を通り抜けること）が進行した結果、血液中の成分が肺胞内に移動し、肺水腫を起こして呼吸状態が悪化、臓器への酸素供給が不十分になります。直接に肺を障害するものに肺炎、胃酸の誤嚥、肺挫傷、溺水があり、間接的に肺を障害するものに敗血症があります。

診断は、上記の肺炎等の原因となる疾患の存在、1週間以内の急性発症、胸部画像（レントゲン、CT）で左右両側にすりガラス状陰影（GGO）が見られる、体内の酸素が低下している（低酸素状態）かつ心不全がないとする時にされます。

主な症状は、急速に進行する呼吸困難、チアノーゼ（低酸素血症により皮膚や粘膜が青紫色になること）、咳、痰、発熱です。新型コロナウイルス感染症では無症状の老人もいます。

治療は、低酸素血症の改善のために、ICUで人工呼吸器による陽圧・低容量換気が推奨されます。うつ伏せにして腹臥位換気法を行うことも有効とされています。通常の人工呼吸器管理で対応できない重症呼吸不全に対しては、ECMO（体外式膜型人工肺）を装着します。

飛沫感染・エアロゾル感染・
接触感染と３密、実効再生産数

　新型コロナウイルス（SARS-CoV-2）は、**飛沫感染**と**エアロゾル感染**、そして**接触感染**でヒトからヒトへの感染を起こします。空気中のウイルスや細菌を鼻やのどから吸い込むことで、鼻、のど、気管支、肺の気道に感染症を起こすことを呼吸器感染症といい、その感染源の状態から**飛沫感染**、**エアロゾル感染**、**空気感染**に分けられます。

　飛沫とは「飛び散る小さな**水玉**」のことです。ウイルスなどの病原体を含む、直径 $5\mu\mathrm{m}$ 以上の**水玉**を**飛沫**と呼んでいます（1000nm＝ $1\mu\mathrm{m}$ ＝0.001mm）。感染者が咳やくしゃみをすると**飛沫**が飛び散り、この**飛沫**を吸い込んで感染するのが**飛沫感染**です。**飛沫**は咳やくしゃみで飛んで、その重みによって１〜２mで落下します。そのために飛沫感染を防ぐには、人と人との距離を２mあけ、密集しないようにと言われています。**飛沫感染を起こす病原体には**、**コロナウイルス**、インフルエンザウイルス、風疹ウイルスなどがあります。

　ウイルスが**飛沫核**となり、そのまわりをおおっている水分がまとめて飛沫になると、飛び散った際に水分が蒸発してなくなり、ウイルスだけがむき出しの状態になって軽くなり、空中を浮遊します。軽くなると、２m以上長時間、空中を浮遊します。このウイルスを吸い込んで感染するのが**空気感染**です。多くの病原体は乾くと感染力が弱くなりますが、麻疹ウイルス、水痘ウイルス、結核菌は、感染力が失われず**空気感染**します。

　エアロゾルとは、空気中に液体ないし個体の微粒子が広がった状態をいいます。エアロゾル粒子はその生成過程の違いから粉塵（dust）やミスト（mist）に分けられます。粒子の大きさは $0.001\mu\mathrm{m}$（１nm）から花粉大の $100\mu\mathrm{m}$ まで幅広いです。

　新型コロナウイルスに感染して、咳やくしゃみ、大きな声で発せられる

飛沫の中で、2〜3μm以下の微粒子が空中を数時間漂います。これが**エアロゾル**です。この微粒子にウイルス等の病原体が含まれていると、これを吸い込んで感染するのが**エアロゾル感染**です。エアロゾルでは、3時間もウイルスが残存します。

　人がマスクをせずに1.5m以内で**密接**して会話したり、2m以内で大勢が**密集**したり、換気が悪く**密閉**されたりといった環境を合わせて、「密接」「密集」「密閉」の「**3密**」といい、厚生労働省はこれを避けるように呼びかけています。

　令和2年3月18日の読売新聞によりますと、3月19日、政府の新型コロナウイルス感染症対策専門家会議が国全体の「**実効再生産数**」を公表することにしたとのことでした。この値はウイルスや細菌などの「感染力」を数字で示すもので、1人の感染者がうつす平均人数を表します。1人の感染者が複数の人にうつせば1を上回り、感染が拡大していることになります。他人にうつさない感染者が増えれば1を下回り、流行が収束に向かっています。1ならば、変化がない状況が続いています。

　また、1人の感染者が免疫のない人にどれだけ感染させるかを示す指標が「**基本再生産数**」です。「基本再生産数」はマスクなどの感染対策を全くしていない状況での「感染力」を示していることになります。なお、この数値には感染経路は考慮されません。
　主な感染症の「基本再生産数」を見ますと、インフルエンザ2〜3、風疹7〜9、水痘8〜10、流行性耳下腺炎11〜14、麻疹16〜21、百日咳16〜21というデータがあり、変異のない（従来株）新型コロナウイルス（SARS-CoV-2）の基本再生産数は、中国で2.1〜5.1、中国外で2.1〜3.2と考えられていました。それがデルタ株で5〜9.5に跳ね上がり、水ぼうそう（水痘）並みと言われました。

新型コロナウイルスの
物質上の残存時間と接触感染のリスク

　前項で新型コロナウイルス（SARS-CoV-2）の感染経路は飛沫感染とエアロゾル感染、接触感染とお話ししました。接触感染とは、感染者が咳やくしゃみをした時にウイルスが手に付着し、その手でまわりの物に触れることで、感染者のウイルスがそれらの物質に移り、それを感染者以外の人が触れたその手にウイルスが付着し、そのウイルスを体内に取り込むことで感染します。

　接触感染の経路として、新型コロナウイルスが付着すると考えられる物は、電車のつり革、ドアノブ、階段やエスカレーターの手すり、エレベーターのボタン、スマートフォン、メガネ、紙幣や硬貨、飲食店の机等で、感染を防ぐために手洗いや手指の消毒が推奨されました。

　厚生労働省は、外出からの帰宅時や調理の前後、食事前などに、こまめに石鹸で手を洗うことを推奨し、特設ページで新型コロナウイルスの消毒・除去について、手洗いの仕方やアルコール消毒液の使用の仕方を公表していました。また、物に付着したウイルスの対策として、当時は80℃の熱水に10分さらす、0.05％の次亜塩素酸ナトリウム液で拭く等の説明をしていました。

　2020年（令和2年）4月に発表されたMyndi G. Holbrookらの「The NEW ENGLAND JOURNAL of MEDICINE」に掲載された論文を、ジャーナリストの石田雅彦氏が紹介していました。新型コロナウイルスの物質表面での最大残存時間は、エアロゾルで3時間、銅で4時間、段ボールで24時間、ステンレスで48時間、プラスチックで72時間と書かれていました。

　2020年（令和2年）12月にアメリカ・タフツ大学が、マサチューセッツ州の飲食店のドアノブや信号機のボタンなど、不特定多数の人の手がよく

触れるところに綿棒をこすりつけてサンプルを採り、その中に新型コロナウイルスがどのくらい存在しているかを調べました。さらに、その場所を触った時にどのくらいの量のウイルスが体内に入り感染が成立するかなどの危険度（リスク）を計算しました。348カ所のサンプルで、29カ所（8.3％）にウイルスが見つかり、触ったことによる感染リスクは10万分の6.5と計算されました。つまり、新型コロナウイルスの流行中に、人がこれらの場所に10万回手を触れたとして、感染するのは6.5回ということでした。

2021年（令和3年）4月5日にアメリカCDC（疾病対策センター）の新型コロナウイルスに関する一般向けガイドラインが改訂され、「**物体の表面に触ることで、新型コロナウイルスが感染することはほとんどない**」とされました。

しかし、令和4年末に私がミスタードーナツやタリーズなどの飲食店に行った時は、客が入れ替わるたびに机の上を消毒しているのを見ました。スーパーマーケットのイオンの入り口には、アルコール消毒液が令和5年の今も置かれています。

日本に新型コロナウイルスが上陸して4年以上たった令和5年1月27日、流行中のオミクロン株は病原性が低いことから、政府は新型コロナウイルスの感染症法上の分類を、令和5年5月8日より、2類相当から季節性インフルエンザと同じ5類に引き下げると決定しました。これによって、感染者や濃厚接触者の行動制限、大規模イベントの収容人数の制限は撤廃され、マスクの着用も個人が判断することになりました。あわせて、発熱外来がなくなり、発熱者は幅広く医療機関を受診できるようになりました。

第 2 章

ウイルスの構造から見る新型コロナウイルスの構造

新型コロナウイルス（SARS-CoV-2）を知るためには、まずウイルスの構造を知る必要がある。既存のウイルスと比較しながら、新型コロナウイルスの構造や特徴を解析していく。ウイルスの構造を知ることで、PCR検査及び抗原検査の仕組みも理解することができる。

新型コロナウイルス(SARS-CoV-2)の分離に成功

　令和2年（2020年）1月31日、日本の国立感染症研究所が初めて新型コロナウイルスの**分離に成功**しました。中国・武漢市海鮮市場で新型コロナウイルスのクラスターが発生して1カ月でした。「やった！」という感じです。

　国立感染症研究所ウイルス第三部で、VeroE6／TMPRSS2細胞という培養細胞を使い、新型コロナウイルス肺炎患者から採集した検体をその培養細胞に接種後、細胞の形状が変化した多核巨細胞の出現（細胞変性効果・CPE）を観察しました。

　培養細胞上清中のウイルスゲノムを抽出して、ほぼ全長のウイルスゲノムの配列を確定したところ、中国・武漢市海鮮市場で発生したクラスターで最初に発表された新型コロナウイルスの遺伝子配列と99.9％同じでした。

　分離された新型コロナウイルスの電子顕微鏡写真では、粒状の粒子にコロナウイルス特有のスパイクが観察されました。私達がテレビや新聞でよく見る新型コロナウイルス（SARS-CoV-2）の写真はこの時のものです。

　新型コロナウイルスに感染させたVeroE6／TMPRSS2細胞の、新型コロナウイルスの抗体に蛍光色素をつけて反応させると（蛍光抗体法）、多核巨細胞の新型コロナウイルスが反応し、青く染まりました（蛍光抗体反応が陽性）。

　分離したウイルスを用いれば、ウイルスの感染機構や病原性の解析、ウイルス検査法、抗ウイルス薬、ワクチンの開発などに役立ちます。

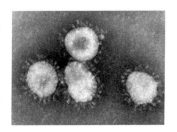

　世界的な危機感から、このウイルスと培養細胞は国内外に広く配布されました。

ウイルスは生物か？

　結論から言えば、ウイルスは**生物ではありません**。生物の体は細胞でできていて、細胞は分裂して自分で増えます。ウイルスは生物と同じように遺伝子を持っていますが、寄生する細胞がなければ増えることができません。即ちウイルスは、遺伝子とタンパクや脂肪を持った**物質**です。2000年に国際ウイルス分類委員会（ICTV）が「ウイルスは生物ではない」と発表しました。

　ですから、新型コロナウイルス（SARS-CoV-2）も生物ではありません。

ウイルスの大きさと
SARS-CoV-2の直径

　ウイルスは、大きさも形もさまざまです。最も小さいのはパルボウイルスで直径20〜25nmです。最も大きいのはピソウイルスで2μm、シベリアの3万年前の氷床コアから発見されました。

　巨大ウイルスは粒径200nm以上を言い、天然痘ウイルスの粒径が200nmです。A型インフルエンザウイルスの直径は100nm（0.1μm）、つまり1万分の1mmです。新型コロナウイルス（SARS-CoV-2）のウイルス粒子の直径は100〜200nmと言われています。

　殆どのウイルスは光学顕微鏡で見えず、電子顕微鏡で観察します。

　一方、細菌の大きさは数〜数十μmで、光学顕微鏡で見えます。棒状の大腸菌は、長径が2〜4μm、短径が1μm（1000分の1mm）で、短径はインフルエンザウイルスの10倍の大きさです。

参考

1mm＝1000μm＝10^6nm（1nmは100万分の1mm、1μmは1000分の1mm）

ウイルスの構造とSARS-CoV-2の構造

　ウイルスは、DNAまたはRNAの遺伝子が、タンパク質（カプシド）におおわれて保護されています。ウイルスの種類によっては、その周囲をさらにエンベロープという脂肪の膜におおわれているものや、スパイクという「とげ」が飛び出しているものがあります。ウイルスが持っている遺伝子によって、DNAウイルスかRNAウイルスに分けられます。

　コロナウイルスはRNAウイルスで、エンベロープもスパイクも持っています。コロナウイルスは電子顕微鏡で見ると、スパイクの形が太陽のまわりのコロナ（光冠）に似ているため、この名前が付けられました。

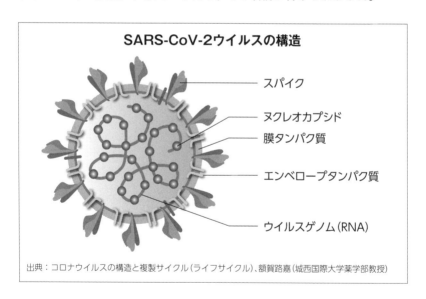

SARS-CoV-2ウイルスの構造

- スパイク
- ヌクレオカプシド
- 膜タンパク質
- エンベロープタンパク質
- ウイルスゲノム（RNA）

出典：コロナウイルスの構造と複製サイクル（ライフサイクル）、額賀路嘉（城西国際大学薬学部教授）

ウイルスの構造と細胞への感染、SARS-CoV-2の受容体・ACE2

　ウイルスは中央にDNA（デオキシリボ核酸）またはRNA（リボ核酸）の**ゲノム（遺伝子情報）**があり、そのまわりをカプシドというタンパク質が取り囲み、ウイルスのゲノムを保護しています。カプシドはカプソメアで構成されています。カプシドの多くは正20面体ですが、らせん形や非対称のものもあります。

　ウイルスのゲノムとカプシドの複合体をヌクレオカプシドと呼びます。カプシドのまわりがエンベロープという脂質の膜でおおわれているウイルスや、表面からスパイクという糖タンパク質の突起が出ているウイルスもあります。

　エンベロープは、細胞内でウイルスゲノムを大量にコピーして増殖した子ウイルスが、細胞外に放出される時に細胞膜におおわれたものです。細胞外に放出されたウイルスは、次々と別の細胞に感染します。エンベロープでおおわれたウイルスの多くは球状ですが、細長いもの、非対称なもの、複雑な形をしたものもあります。

　スパイクは、ウイルスが細胞に入り込む（感染する）時に、細胞のレセプター（受容体）と結合します。

　新型コロナウイルス（SARS-CoV-2）は、1本鎖（＋）鎖RNAウイルスで、およそ3万個の塩基を持っています。新型コロナウイルスの感染場所、即ちレセプターは、人の細胞のACE2（Angiotensin converting enzyme2：アンギオテンシン変換酵素2）で、肺の上皮に多く存在する他、口腔や鼻腔の粘膜上皮細胞、血管内皮細胞に存在します。そのために新型コロナウイルス感染症（COVID-19）は肺炎を起こしやすいのです。

ウイルスのライフサイクルと
SARS-CoV-2のライフサイクル

39ページの「ウイルスは生物か？」で、ウイルスは細胞に入り込まねば増えることができないと言いましたが、ウイルスが宿主の細胞に入り込み、増える仕組みはさまざまです。

何を宿主とするかはウイルスによって異なり、さまざまな生物を宿主にできるウイルスもあれば、限られた生物しか宿主にできないウイルスもあります。ウイルスが、ある細胞に感染できるか否かは、ウイルスの表面と細胞の表面のタンパク質との「鍵と鍵穴」のような関係で、細胞が特定のウイルスを認識します。

ウイルスは宿主の細胞の中に入り込むと、細胞内でバラバラになります。むき出しになったウイルスの核酸は、細胞内のさまざまな複製システムを利用して、自分の核酸とタンパク質をどんどん作り、組み立て、新しいウイルスを作り、細胞外に放出します。この増殖の仕方も、ウイルスによって異なります。

例えば、インフルエンザウイルスは1本鎖（−）鎖RNAウイルスなので、宿主細胞の核内でインフルエンザウイルスの持っているポリメラーゼを使って、以下のように新しいウイルスのRNAを複製（コピー）します。

1. インフルエンザウイルスが細胞に近づくと、呼吸器と腸粘膜にあるプロテアーゼによりウイルスの先のスパイクの先が開き、ヘムアグルニチンが粘膜上皮細胞のレセプターのシアル酸を含む糖と強く結合する（吸着）。
2. ウイルスがまるごと細胞の中に入る（侵入）。
3. 細胞内に侵入したウイルスの中身が細胞の中に散らばり、電子顕微鏡でも見えなくなる（脱殻）。

4．ウイルスのRNAが細胞の核の中に入り、そのコピーが作られると同時にウイルスのRNAから読み取った情報のmRNAが作られる。このmRNAから新しいウイルスを構成するタンパク質が作られる。

5．上記のインフルエンザウイルスのRNAのコピーとウイルスの複製タンパク質が核内で組み合わされ、核外に出て、細胞質で集合してインフルエンザウイルスのヌクレオカプシドができ、細胞の膜を押し出すように外に突き出る。

6．インフルエンザウイルスのウイルス表面にキノコ型に突出したノイラミニダーゼによって、ヌクレオカプシドは細胞膜でおおわれたまま宿主細胞から切り離され、放出される。ウイルスをおおっている細胞膜はウイルスのエンベロープとなる。

参考：武村政春・宮沢孝幸監修『ずかん　ウイルス』技術評論社

　１本鎖(＋)鎖RNAウイルスである新型コロナウイルス（SARS-CoV-2）のライフサイクル（複製サイクル）は、インフルエンザウイルスと違って、全て細胞質で行われます。

1．新型コロナウイルスのスパイクタンパク質が、人の細胞表面にあるACE2（アンギオテンシン変換酵素２）という血圧を調整するホルモンの分解に関与する酵素タンパク質に結合する（吸着）。

2．スパイクタンパク質がACE2受容体と結合した後、TMPRSS2（Ⅱ型膜貫通型セリンプロテアーゼ）という酵素がスパイクタンパク質の一部を切断すると、結合の様子が変わり、ウイルスのエンベロープと細胞膜の融合が始まり、ウイルスが細胞内へ侵入する（侵入）。

3．ウイルス粒子がなくなり、ウイルスゲノムRNAが露出して、宿主細胞の細胞質に放出される（脱穀）。

4．上記のウイルスゲノムから、ウイルス粒子の部品を作る。

　新型コロナウイルスの(＋)鎖RNAゲノムが、まずRNA依存性RNAポリ

メテーゼを作り、宿主細胞のリボゾームで新しいRNAを合成していきます。この時、ゲノムRNAだけでなく、より短いmRNAを何種類か合成し、小胞体で多くのウイルスRNAが複製、翻訳されます。新たに作られた分子が組み合わされて、完全なウイルス粒子になると、ゴルジ体やリソソームを経由して細胞外に放出されます。

参考：コロナウイルスの構造と複製サイクル（ライフサイクル）、
額賀路嘉（城西国際大学薬学部教授）

ウイルスの分類、コロナウイルスと SARS、MERS

　生物は、遺伝子として二重螺旋構造のDNAを持っていますが、ウイルスは1本または2本のDNAやRNAを持っているものに分かれます。これらの遺伝情報から、アメリカの分子生物学者である**デビッド・ボルティモア氏**は、2本鎖DNAウイルス（第1群）、1本鎖DNAウイルス（第2群）、2本鎖RNAウイルス（第3群）、1本鎖（＋）鎖RNAウイルス（第4群）、1本鎖（－）鎖RNAウイルス（第5群）、1本鎖RNA逆転写ウイルス（第6群）、2本鎖DNA逆転写ウイルス（第7群）と、7つのグループに分類しました。第6群と第7群は、RNAからDNAに**逆転写され、レトロウイルス**と呼ばれています。

　1から7群のウイルスは、それぞれのライフサイクルが特有です。

第1群：2本鎖DNAウイルス

　宿主細胞のセントラルドグマをのっとって、そのままmRNAの鋳型を使用します。子ウイルスのタンパク質を大量に作り、コピーウイルスを増やします。

　代表的なウイルスに、アデノウイルス、ヘルペスウイルス、水痘・帯状疱疹ウイルス、サイトメガロウイルス、ヒトパピローマウイルス、天然痘ウイルス等があります。

第2群：1本鎖DNAウイルス

　細胞の核内にある宿主細胞のDNA依存性DNAポリメラーゼを使って、**2本鎖のDNAに転換してから**、宿主細胞のセントラルドグマをのっとってmRNAの鋳型となり、子ウイルスのタンパク質を大量に作り、コピーウイルスを増やします。

代表的なウイルスは、パルボウイルス等です。

第3群：2本鎖RNAウイルス

セントラルドグマでなく、2本鎖のうち、（＋）RNA鎖がそのままmRNAとなり、1本鎖RNAが複製されます。1本鎖のままコピーウイルスのカプシドに入り、その後、もう1本のRNAウイルスを自分で作り、2本鎖になります。

代表的なウイルスは、ロタウイルスとレオウイルス等です。

RNAはもともと1本鎖で存在し、遺伝子コードのあるものを（＋）鎖RNAと呼び、それに相補的なRNA鎖にコードが現れるものを（－）鎖RNAと呼びます。

第4群：1本鎖（＋）鎖RNAウイルス

（＋）RNAがそのままmRNAとなり複製します。即ち、ウイルスゲノムがそのままmRNAとして働き、そのmRNAを鋳型として、ウイルスゲノムのRNA依存性RNAポリメラーゼを使ってウイルスゲノムをコピーします。ライフサイクルは全て細胞質で行われます。

代表的なウイルスは、ヒトコロナウイルス、ライノウイルス、風疹ウイルス、日本脳炎ウイルス、エンテロウイルス、ノロウイルス、A型肝炎ウイルス、C型肝炎ウイルス、黄熱ウイルス、ジカウイルス、エボラウイルス等があります。

第5群：1本鎖（－）鎖RNAウイルス

（－）RNAから（＋）RNA鎖を作り、その（＋）RNA鎖をmRNAとしてコピーウイルスを増やします。第5群ウイルスのほとんどは、ライフサイクルが細胞質内で完結しますが、インフルエンザウイルスは細胞核内で複製します。

代表的なウイルスは、インフルエンザウイルス、麻疹ウイルス等です。

第6群：1本鎖RNA逆転写ウイルス

　1本鎖（＋）鎖のRNAを1本だけ持つが、逆転写酵素であるRNA依存性**DNAポリメラーゼ**により、ウイルスのRNAの配列がDNAに転写され、コピーウイルスが作られます。

　代表的なウイルスは、ヒト免疫不全ウイルス（**HIV**）とヒトT細胞白血病ウイルス（**HTLV-1**）等です。

第7群：2本鎖DNA逆転写ウイルス

　（＋）鎖が短いけれど、宿主細胞の核の中で長さのそろった二重螺旋のDNAとなり、mRNAとRNAプレゲノムを作り、RNAプレゲノムから**逆転写酵素を使って**、（－）鎖DNAが作られ、子ウイルスとして細胞外に放出されます。

　代表的なウイルスは、B型肝炎ウイルス等です。

参考：マリリン・J・ルーシンク『ウイルス図鑑101』創元社

　人に感染するコロナウイルスは、1本鎖（＋）鎖RNAを持つ第4群で、コロナウイルス科に属します。αコロナウイルス属には229EウイルスとNL63ウイルスがあり、βコロナウイルス属にはHKU1ウイルスとOC43ウイルスがあります。この4つの型のコロナウイルスは、日本人の成人が冬にかかる風邪の10〜15％を占めます。その後に発生した、5番目の新しい型のコロナウイルスがSARSコロナウイルス、6番目がMERSコロナウイルス、そして7番目が日本では新型コロナウイルスと呼ばれているSARS-CoV-2です。この7番目のコロナウイルスについては、令和2年2月11日以降は、新型コロナウイルスではなく、SARS-CoV-2と呼ぶべきと思いますが、日本では、マスコミ関係者の理解がなく、未だ新型コロナウイルスと呼び、学者もそれに追従しています。

5番目のSARSコロナウイルスが原因である重症急性呼吸器症候群（SARS：Severe Acute Respiratory Syndrome）は、2002年11月に中国南部の広東省で突然出現しました。高熱、咳、呼吸困難を起こす非定形型肺炎のクラスターに端を発し、急速に香港に広まり、香港のホテルに宿泊した医師から中国以外の国に広がりました。香港大学のジョセフ・スリヤル・マリク・ペイリス氏らはSARS患者の肺生検の電子顕微鏡でコロナウイルス様の粒子を検出すると、そのウイルスの特異的抗体が上昇していました。

　その微生物が病原微生物であることを決める条件として、ロベルト・コッホは4つの条件を提唱しています。それは、①その疾病では必ずその微生物が見出されること、②その微生物を分離培養できること、③その分離した微生物を動物に接種して、同一疾病を起こすことができること、④実験的に感染させ、発病した動物から再び同一微生物が分離されることです。

　2003年4月にオランダのアルバート・オスターハウス教授らが患者から分離したウイルスをサルに接種すると、肺炎を起こしました。コッホの4原則を満たしたため、新種のコロナウイルスと断定し、SARS-CoVと命名されました。病原体が特定されたことにより、遺伝子の全塩基配列が複数の研究施設から報告され、それと並行してRT-PCRプライマーが次々と発表されました。

　WHOによりますと、SARSは2003年7月に制圧されるまでに世界29の国と地域で、感染者8096人、死者774人を出し、致死率は9.6％でした。その後、このウイルスは出現していません。日本には上陸しませんでした。

　6番目のコロナウイルスである中東呼吸器症候群（MERS：Middle East Respiratory Syndrome）は、ヒトコブラクダの風邪を起こすウイルスで、

ラクダと濃厚接触をした人が感染し、感染源はラクダと考えられています。

2012年6月13日、サウジアラビアで発熱、咳、息切れ、下痢の症状で入院し、6月24日に死亡した人が初めての患者でした。ヒトのMERSの大半は、医療施設における患者との濃厚接触によってヒトからヒトへ感染しましたが、感染力は弱いです。

2014年12月2日のWHOの発表によりますと、MERSの患者数は894人で、うち355人が亡くなり、致死率は約40％でした。感染者が報告された地域は中東を中心に25カ国で、中東以外の国の感染者は中東地域への渡航歴がありました。

参考：『別冊Newton・ウイルスと感染症』2015

韓国では、2015年4月18日から5月3日にバーレーン、UAE（アラブ首長国連邦）、サウジアラビア、カタールの中東4カ国を歴訪し、ラクダと接触のあった68歳の男性が5月4日に仁川空港に到着、帰国後7日目に発症、医療施設を受診または入院し、5月20日にMERSと診断されました。それを皮切りに5月から10月までに1万6693人を隔離し、37人が死亡、韓国での致死率は20％と中東より低く、死亡者の約90％が高齢者か基礎疾患のある人でした。

そして、2019年12月30日、中国・武漢市海鮮市場で、コロナウイルスの7番目の型である（日本では今でも新型コロナウイルスと呼ばれている）SARS-CoV-2のクラスターが発生し、パンデミックを起こしました。

DNAと細胞小器官

　細胞は核を持たない原核細胞と核を持つ真核細胞があり、原核細胞でできている生物を原核生物といい、細菌がそれに属します。

　それ以外のほとんどの生物は真核細胞でできています。真核細胞は、核、ミトコンドリア、小胞体、リボソーム、ゴルジ体等の細胞小器官が存在します。核の最外層に核膜があり、核膜の中に、ヒトでは46本（23対）の染色体があります。染色体の中にあるDNAに、遺伝子情報が書き込まれています。

　DNAは、糖（デオキシリボースという５炭糖）とリン酸と塩基からなるヌクレオチドがつながったもので、二重螺旋構造でペアとなっています。DNAの塩基はアデニン（A）、グアニン（G）、シトシン（C）、チミン（T）の４種類の塩基からなり、アデニン（A）はチミン（T）と、グアニン（G）はシトシン（C）と相補性があり、水素結合して、２本の鎖がお

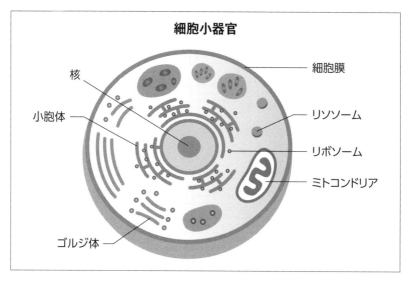

細胞小器官

核
小胞体
ゴルジ体
細胞膜
リソソーム
リボソーム
ミトコンドリア

互いにつながります。この4種類の塩基の組み合わせで必要なタンパク質を合成します。

　成人は、約40兆個の細胞から成り、250種の細胞に分化し、10万種のタンパク質が働いています。1本の染色体で、デオキシリボースの3′位の炭素に結合しているリン酸が、次のヌクレオチドのデオキシリボースの5′位の炭素と結合することで、ヌクレオチドは次々と縦につながります。

　核内でRNA合成酵素（RNAポリメラーゼ）によりDNAがほどかれ、タンパク質を作るのに必要なDNA部分がmRNAにコピー（転写）されます。核膜孔を通って核外に出たmRNAは細胞基質のリボソームと結合します。そこへ特定のアミノ酸と結合したtRNA（転移RNA）が飛び込んできて、mRNAとtRNAの3つの塩基との相補性が合うと結合し、tRNAの3つの塩基の並びが1つの特定のアミノ酸に翻訳され、アミノ酸は伸びていきます。数珠つなぎになったアミノ酸は自発的に折りたたまれ、特定のタンパク質になります。この時、リボソームが小胞体に結合し、折りたたまれる場合もあります。ゴルジ体は、5〜6層の層状の袋の膜に包まれており、小胞体でつけられた糖鎖を修復して、細胞膜やリソソームに分別して送ります。

　ミトコンドリアは、細胞内のエネルギー製造工場で、化学エネルギーであるATPを合成します。ATPは、塩基のアデニンと糖のリボースが結合したアデノシンに3個のリン酸が結合した化合物です。リン酸どうしの結合を高エネルギーリン酸結合といい、そのリン酸結合が切れ、ADPとリン酸になる時に放出されるエネルギーは、生命活動に利用されます。ミトコンドリアでは、呼吸により、1分子のグルコースから、細胞質基質の解糖系で、2分子のATPが作られます。ミトコンドリアのマトリックスのクエン酸回路では2分子のATPが作られます。ミトコンドリアのクリステの電子伝達系では34分子のATPが生成されます。

新型コロナウイルスのPCR検査、検体の採集法と測定法

　令和２年１月23日、厚生労働省健康局結核感染症課から各都道府県の衛生主管局へ、新型コロナウイルスに関する検査対応について協力依頼の通達がありました。中国・湖北省武漢市で報告されている新型コロナウイルス肺炎に対する対応と院内感染対策及び新型コロナウイルス（Novel Colonavirus：nCoV）の疫学調査を目的として、国立感染症研究所で新型コロナウイルスの検出のために作られたPCR検査用のプライマーを、地方衛生研究所に発送しました。なお、検査結果は国立感染症研究所へ報告せよとのことでした。

　これまで中国・湖北省武漢市で、新型コロナウイルスの感染診断や疫学調査に多く使われていたPCR検査を、日本の技術力によって、精度を高め、信頼度を上げる思惑があるようでした。

　実際の検査の流れは、次のようなものでした。

　和歌山県の津田小児科で、午前中、発熱で来院した患者の鼻汁を採って新型コロナウイルスの抗原検査をしたところ、陽性と出たので、その患者の鼻汁を滅菌試験管で生理食塩水に混ぜて医師会の検査室に送ると、午後にはPCR検査が陽性と出て、その結果を保健所にFAXで送り、保健所は家族にどこで感染したのか聞き取り調査をしました。

　その病気にかかっている時に正しく陽性判定が出る率を感度といいます。令和３年１月の新型コロナウイルスの感度は抗原検査で50〜90％、PCR検査で98％と記載されています。

　新型コロナウイルスでは、PCR検査の検体を採集する際の注意すべき

こととして、発症していない接触者は接触後4日以上たってから検体を採取します。ただし、院内、施設内、家庭内で新型コロナウイルスに曝露後4日以上経過している時は、ただちに検査し、陰性なら4〜8日後に再検します。

　発症した人は、できるだけ早く検査します。発症4日以内は偽陰性率が低いためです。

　なお、感染者が他人に新型コロナウイルスを感染させるのは、発症後5日以内とのことです。

　ウイルスはDNA（**デオキシリボ核酸**）を遺伝子情報として持つもの（DNAウイルス）とRNA（**リボ核酸**）を遺伝子情報として持つもの（RNAウイルス）があります。新型コロナウイルス（SARS-CoV-2）はRNAウイルスなので、PCR検査では検体から新型コロナウイルスのRNAを取り出しますが、RNAは非常に壊れやすいため、逆転写酵素でDNAに変換し、そのDNAをPCRで大量に増やして、感染しているか否かを診断します。

　PCR（polymerase chain reaction）は、新型コロナウイルス**特有のオリゴヌクレオチド**の、ゲノム配列の一部分である20〜30塩基からなる塩基配列に相補性がある塩基配列を人工的に合成し、**プライマー**として用います。

　試験管内にプライマーと増幅したいDNA（検体）を入れ、94〜96℃の温度に上げて、DNAを1本鎖にほどきます（熱変性）。

　それを55〜65℃まで徐々に冷却していくと、1本鎖のDNAが2本鎖に戻る時に、配列と一致するプライマーがDNA鎖の相補性がある部位に結合します（アニーリング）。

　そして、再び72〜74℃に温度を上げると、プライマーの結合部位を起点として、耐熱性DNAポリメラーゼにより、dATP（デオキシアデノシン三リン酸）、dTTP（デオキシチミジン三リン酸）、dGTP（デオキシグアノシン

三リン酸）、dCTP（デオキシシチジン三リン酸）の4種類の**デオキシリボヌクレオシド三リン酸**（dNTP）をつないで伸長し、新しいDNA鎖が合成されて、2倍になります。

　2〜3時間かけてこれを自動的に繰り返し、n回繰り返すと、検体のDNAは2^n倍になり、実際には数十万個に増えることになります。

リアルタイムPCR検査と抗原検査

　リアルタイムPCR（Real-timePCR）検査は定量PCRのひとつで、新型コロナウイルスのPCR検査は、現在、このリアルタイムPCR法で実施されています。

　リアルタイムPCR法は、ポリメラーゼ連鎖反応（PCR）の増幅を経時的（リアルタイム）に測定し、増幅率に基づいて鋳型（プライマー）のDNAの定量を行います。あらかじめPCR反応溶液にサイバーグリーンという蛍光色素を入れておき、そのサイバーグリーンがDNAの二重螺旋と特異的に結合し、青色のレーザー光線を当てると、波長488mmの緑色の蛍光を発します。DNAの指数関数的な増幅とともに発せられる蛍光の強度をリアルタイムに観察します。

　従来のPCRは、反応のエンドポイントでデータを収集しますが、リアルタイムPCRは指数関数のデータを収集します。反応の初期段階で増幅を検出できるため、従来のPCRと比べて所要時間が短く、また結果も非常に正確で、感度が高いものとなります。

　令和２年３月６日からPCR検査に医療保険が適用されるようになりました。これにより、保健所を経由することなく、医療機関が民間の検査機関等に直接依頼を行うことが可能になりました。

　新型コロナウイルス感染症の診断における咽頭ぬぐい液と唾液の検体の有用性について検討したところ、発症から９日以内であれば、両者は一致して有用でした。

　この結果を基に、令和２年６月２日より、症状が発症から９日以内の者について、唾液PCR検査を可能としました。

令和2年7月17日からは、無症状者に対しても唾液PCR検査が活用できるようになりました。

　「帰国者・接触者外来」や救急救命センターで医師が迅速に新型コロナウイルスの感染者を発見するために、令和2年5月には新型コロナウイルスの「抗原検査」のキットが承認されました。

　さらに令和2年6月16日、厚生労働省は発症から2〜9日目は、抗原検査のみで新型コロナウイルスの感染の有無を判断できるとしました。発症して2〜9日目までは、新型コロナウイルスの量が多く、抗原検査とPCR検査の結果の一致率が高かったためです。抗原検査は、その場で検査キットを使って30分ほどで結果が出ます。

　よって、新型コロナウイルスの感染が疑われる発熱などの症状が出てから2〜9日目の間の抗原検査が陰性の場合でも、PCR検査で確認することなく、診断が可能になりました。

　令和3年11月から新型コロナウイルスの医療用抗原検査キットが全国の薬局で一斉に販売され、自宅で手軽に検査ができるようになりました。

　令和3年11月27日、東京都が新型コロナウイルスのリアルタイムPCR検査の内容を公開しました。

　4℃で保存された検体が保健所から東京都健康安全センターへ運ばれると、検体を確認し、P3検査室へ送られます。検査する人は帽子、N95マスク、ガウン、手袋を着用の上、下記の要領で実施します。

(1)ウイルスの溶出と不活化処理

(2)自動核酸抽出装置でウイルスの核酸を抽出

(3)リアルタイムPCR装置にかける

(4)増幅曲線がフレッシュ・ホールドラインを超えると陽性

(5)東京都感染管理危機ネットワークにデータを送る

ウイルスの進化・VOI・変異株の スクリーニング

　新型コロナウイルスは、３万個の塩基からなり、１年に21個の塩基が置換するという変異が起こっていました。

　ウイルスゲノム（ウイルスの遺伝情報のDNAまたはRNA）に何らかの変化が生じることを「**変異**」といいます。また、このようにウイルスのゲノム上にある塩基に起こる何らかの変化を「**進化**」ととらえます。ウイルスは常に突然変異を起こしており、ゲノムがひとつでも別の塩基に置き換わると変異株となります。しかし、全ての変異株が問題となるわけではなく、感染力が増したり、病原性が強かったり、ワクチンが効かなくなると問題視されます（五條堀孝『「新型コロナワクチン」とウイルス変異株』春秋社）。

　WHOは、主な変異ウイルスが公衆衛生に与える影響の大きさによって、**VOC**（懸念される変異株）、**VOI**（注目すべき変異株）、**VUM**（監視している変異株）の３段階に分けて国際的な監視体制をとっています。新型コロナウイルスの**アルファ株**、**デルタ株**、**オミクロン株**は、VOCに分類されています。これらの株は、新型コロナウイルスのスパイク（突起）タンパクの変異です。

　変異株のスクリーニングによる検出は、各変異株を特異的に検出するためのプライマーを設定し、PCR法で行いますが、それだけで全ての変異株をスクリーニングするのは困難です。遺伝子解析で全ゲノムの塩基配列を決定すると、どの部位のアミノ酸が何に変異したか、１塩基レベルで知ることができます。

　令和３年３〜６月に流行した第４波新型コロナウイルスの流行株は、英国由来のN501Y変異を持つ**アルファ株**で、アルファ株の感染力は従来株

のおよそ1.32倍でこれにより大阪が医療崩壊しました。

　N501Y変異株は、新型コロナウイルスのスパイクタンパクの、501番目のアミノ酸・N（アスパラギン酸）がY（チロシン）に変わり、感染力が増し、感染すると重症化しました。

　令和3年6月21日～9月30日の第5波における流行株は、インド由来のL452R・E484Q変異を持つ**デルタ株**で、デルタ株の感染力は従来株の2倍、アルファ株の1.5倍で、東京が医療崩壊しました。

　L452R変異は、スパイクタンパクの、452番目のアミノ酸・L（ロイシン）がR（アルギニン）に変わり、それまでの3種類（従来株、アルファ株、デルタ株）の中で、最も感染が拡大し、世界のほとんどの地域で流行しました。感染すると重症化し、入院するリスクが高く、VOCに位置付けられています。

　令和3年5月6日、島津製作所が、検体処理液、反応液、酵素液の3試薬と新型コロナウイルスのアルファ変異株の検出ができるN501Yプライマーをセットにして、唾液や咽頭ぬぐい液からN501Y変異株をスクリーニングするキットを発売しました。RNAの抽出が省けるために、全工程を約1時間に短縮できます。

　さらに令和3年7月15日には、L452R変異を持つデルタ株を検出するキットを発売しました。

　国内で見つかる変異株のほとんどがデルタ株に置き換わってきた令和3年12月3日、厚生労働省は、新型コロナウイルスの新変異株である**オミクロン株**の市中感染を見つけるために、デルタ株をスクリーニングして、疑い例を洗い出すよう、自治体に文書で要請しました。陰性ならオミクロン株を疑い、さらにゲノム解析によって、オミクロン株か否かを特定しました。

メッセンジャーRNA（mRNA）の 3文字の意味（コドン表）

2番目のリボヌクレオチド→

1番目のリボヌクレオチド↓	U	C	A	G	3番目のリボヌクレオチド↓
U	UUU UUC }フェニルアラニン UUA UUG }ロイシン	UCU UCC UCA UCG }セリン	UAU UAC }チロシン UAA*2 UAG*2 }翻訳終了	UGU UGC }システイン UGA*2 翻訳終了 UGG トリプトファン	U C A G
C	CUU CUC CUA CUG }ロイシン	CCU CCC CCA CCG }プロリン	CAU CAC }ヒスチジン CAA CAG }グルタミン	CGU CGC CGA CGG }アルギニン	U C A G
A	AUU AUC AUA }イソロイシン AUG* メチオニン	ACU ACC ACA ACG }スレオニン	AAU AAC }アスパラギン AAA AAG }リジン	AGU AGC }セリン AGA AGG }アルギニン	U C A G
G	GUU GUC GUA GUG }バリン	GCU GCC GCA GCG }アラニン	GAU GAC }アスパラギン酸 GAA GAG }グルタミン酸	GGU GGC GGA GGG }グリシン	U C A G

* 1　AUGはタンパク合成、すなわち翻訳開始の合図として解釈されるので、「開始コドン」と呼ばれています。
* 2　一方UAA、UGA、UAGは翻訳終了の合図として解釈されるので終止コドンと呼ばれています。
　　この表が地球上の生物で共通の表であるという事実は、地球上に生きるすべての生きものが共通の先祖に由来することを示唆しています。

出典：多田富雄監修、萩原清文著『好きになる分子生物学』（講談社サイエンティフィク）

ゲノム解析

　ウイルスゲノムの複製ミスによりゲノムのAGCT（U）：アデニン・グアニン・シトシン・チミン（ウラシル）の塩基配列に変化が生じた変異株を調べるには、各変異株を特異的に検出するためのプライマーを設定し、リアルタイムPCR法でスクリーニングします。しかし、それだけで全ての変異株をスクリーニングするのは難しいため、変異株の全ゲノムを解析して、ゲノム情報のAGCT（U）の塩基配列を決定します。すると、どの部位のアミノ酸が何に変異したか、1塩基レベルで分かります。

　塩基配列の決定の基本原理はジデオキシ法です。新型コロナウイルスの遺伝子は3万塩基あり、PCR検査で陽性となった被験者の生体資料から抽出された新型コロナウイルスのRNAを**逆転写して**、そのDNAを100ほどの短い領域に分けてPCR法で増幅します。それを次世代**シーケンサー**で塩基配列を自動的に読み取ってから、**コンピュータ**でつなぎ合わせ、ウイルスゲノムを再構築します。国立遺伝学研究所では、次世代シーケンサーのデータをスーパーコンピュータで自動的に解析し、結果が世界中に公開されます。新型コロナウイルスの塩基配列がどのように伝承されてきたか、あるいはスパイクタンパク質に変異がある時には感染力が増すことなどが推定できます。

　シーケンシングとはゲノム内のDNAの並び順、即ちAGCT：アデニン、グアニン、シトシン、チミンの並び順を明らかにすることです。

　令和3年9月時点で、国立遺伝学研究所の**オミクロン株**の検査体制は、まずリアルタイムPCR検査をして（数時間）、その陽性者を特定の変異株のプライマーを用いたリアルタイムPCR法でスクリーニングし（数時

間）、陽性でないものを遺伝解析して、オミクロン株かどうか判定をしていました。

　現在は、サンガーシーケンシングと異なる次世代シーケンサーで数百万から数千万のDNA分子の塩基配列を同時に決定できます。

第3章

本邦における
新型コロナウイルス
流行の始まり

中国・武漢市で発生した新型コロナウイルス感染症は、2020年1月、日本国内初の患者の発見に始まり、日本中を震撼させたクルーズ船、ダイヤモンド・プリンセス号内での集団感染を経て、各地でクラスターを起こしていった。初期の日本国内での流れを中心に、流行の広がりを追う。

李文亮医師と武漢市海鮮市場で
集団発生した原因不明の肺炎の拡大

　中国の眼科医である李文亮氏は、2019年（令和１年）12月30日、医師を目指して一緒に学んだ同級生らで作るSNSのグループチャットに「武漢市の海鮮市場で、７人がSARS（重症急性呼吸器症候群）に似た肺炎にかかり、私達の病院に隔離されている」と投稿しました。武漢市当局はその翌日に「27人に原因不明の肺炎の症状が出ている」と発表しました。

　しかし、中国公安当局は、2020年１月３日、李文亮氏を、事実でない書き込みを行い、治安管理処罰法に違反しているとして処罰しました。それを受け、国営メディアも「原因不明の肺炎についてデマを流したと８人が摘発された」と報道しました。同市は、何日にもわたって感染者が１人も増えていないと発表を続け、その間に国内外に感染が広まったと考えられます。

　2020年（令和２年）１月７日、中国専門家チームが、肺炎の病原体は新型コロナウイルスであると判断しました。

　１月９日、武漢市で初の死亡例がありました。

　同日、中国中央テレビが、武漢市の複数の肺炎患者から新型コロナウイルスが検出されたと報じ、さらに前年12月以降、武漢市で発生した原因不明の肺炎患者は59人で、うち７人が重症であり、全員が隔離されたと報じました。

　この時、WHOのテドロス・アダノム事務局長が、「今回の病原体は、ヒトからヒトへの感染は確認されておらず、人によって重い症状を起こす可能性はあるものの、ヒトからヒトへ容易に感染しない」と、中国に忖度した発言をしたために、一気に世界に拡散しました。当時のテドロス事務局長は、いかつい顔をして威嚇し、吠えまくっていたように見えました。

　令和２年２月７日の読売新聞で、テドロス氏は、中国から巨額の支援を

受けているエチオピア出身であるためか、中国擁護ともとれる発言が多く、新型コロナウイルスが中国から各国に拡大した責任はWHOにあるとして、テドロス事務局長の辞任をインターネットで30万人が要求したと報じられました。

　令和２年１月16日の読売新聞に、中国・湖北省武漢市を訪れていた、神奈川県在住の30代の中国人男性が、１月３日に発熱があり、６日に日本に帰国、肺炎の症状があって入院したという記事が掲載されました。この男性は国立感染症研究所で新型コロナウイルスが陽性であると判明しました。**日本国内初**の新型コロナウイルスの患者です。男性は海鮮市場には立ち寄っていませんでしたが、中国滞在中に肺炎患者とともに生活をしていました。しかし、厚労省結核感染課は、このような状況にもかかわらず、まだ「ヒトからヒトに感染が続いていく状況は確認されていない」と言っていました。

　１月21日の読売新聞に、中国・湖北省武漢市を中心に多発する、この新型コロナウイルスによる肺炎について、**１月20日**、中国政府の国家衛生健康委員会専門家チームのトップで呼吸器専門医の**鍾南山氏**が、「**ヒトからヒトに感染することは間違いない**」と明言しました。中国では１月25日の春節（旧正月）前日である24日から大型連休に入り、帰省や旅行で30億人が移動することから、日本を訪れる中国人旅行客らの増加が予想され、１月21日、安倍晋三首相は空港や港など水際対策の徹底を指示するほか、感染が疑われる患者への検査、国際連携による情報収集などに万全を期すよう指示したと記載されていました。

　１月24日の読売新聞では、１月23日の中国国内における新型コロナウイルスの感染による肺炎は639人、死者は17人となり、**致死率は約３％**でした。ちなみにSARS（重症急性呼吸器症候群）の致死率は9.6％、MERS（中東呼吸器症候群）の致死率は約40％と『別冊Newton・ウイルスと感染

症』(2015)に書かれていましたが、新型コロナウイルスの流行以前の2017年から2020年までの季節性インフルエンザの致死率は0.02～0.1%と考えられますので、当時の中国国内の新型コロナウイルスの致死率は、季節性インフルエンザよりかなり高いといえます。

　この時点で、感染は中国本土の31の省、直轄市、自治区のうち28に拡大し、香港、ベトナムのホーチミン市、シンガポールでも中国人の感染者が確認されました。

　同じ1月24日の読売新聞では、1月23日に**中国政府は感染の中心である湖北省武漢市全域の封鎖を開始した**と記載されていました。武漢市では市外に向かう航空便、列車は運休、これにより、人口約1100万人の武漢市民は、市内に閉じ込められました。市内の地下鉄等の公共交通機関も全面停止し、市内の鉄道の駅に武漢市の外へ脱出しようとする市民が殺到したため、パニック状態になりました。

　公共の場所ではマスク着用が義務付けられ、違反者は刑事責任を追及されました。コンビニなどでは食料品の買い占めの行列ができました。病院にも人が押し寄せたために重症患者が入院できず、自宅で死亡することもありました。

　この時、武漢市の新型コロナウイルスの拡散と肺炎の実状を伝える動画を撮影し、当局の対応を告発してきた市民記者の陳秋実さん（34歳）が、2020年2月6日から行方不明になりました（1年8カ月後に見つかっています）。

　令和2年1月31日の読売新聞によりますと、中国政府の専門家チームトップで呼吸器専門医の鍾南山氏が令和2年1月20日に「ヒトからヒトに感染することは間違いない」と明言しているにもかかわらず、**テドロスWHO事務局長は、**令和2年1月22、23日に緊急委員会を開き、「中国の国内以外でヒトからヒトへの感染が見つかっていない」と言い、**緊急事態宣言を見送りました。中国政府に配慮したとの見方もあると記載されてい

ました。これに対して東北大学の押谷仁教授は、「国際的に感染が広がる危険性があり、今回、宣言を出すべきだった」と指摘していました。

　日本においては、１月24日、厚生労働省が新型コロナウイルスによる肺炎の**国内２例目**の感染を確認しました。中国・湖北省武漢市から旅行で東京都内を訪れていた40代中国人男性で、**来日前から発熱があり**、19日に来日、22日に肺炎の疑いで都内の医療機関へ入院し、24日に新型コロナウイルスの陽性反応が確認されました。

　令和２年１月24日の読売新聞では、そのような中、中国で春節の休暇がスタートし、多くの中国人が来日したとありました。中国人が中国では品切れのマスクを日本で爆買いしました。日本の空港では発熱がある人の体温を感知するサーモグラフィー検査を入念にチェックしていました。

　令和２年１月26日の読売新聞によりますと、１月25日、中国当局は、海外への団体旅行を27日から禁止すると発表しました。中国では海外へ旅行するのは団体旅行がほとんどで、日本が一番人気でした。しかし、この時既に、中国本土の感染者は1367人、死者41人、重症者は200人以上でした。フランス、オーストラリア、マレーシア等、中国本土以外の、13の国と地域で、新型コロナウイルスの感染者が確認されていました。

　１月27日、安倍首相は、武漢市で確認された新型コロナウイルスによる肺炎を感染症法上の「**指定感染症**」に位置付けることとしました。前述のように、**１月23日にWHOが「国際的な公衆衛生上の緊急事態宣言」を行わなかった**ために、日本でも指定感染症とするのを見送っていましたが、感染が世界に広がっているので、方針を転換したのです。指定感染症になると、患者の強制入院や就業制限ができます。また、公費で適切な医療が受けられます。さらに、検疫法上の「**検疫感染症**」も併せて指定することで、空港や港で入国者に感染が疑われる症状があった場合、検査や診察を受けるよう指示でき、従わなければ罰則の対象となりました。

令和２年１月28日、NHKの「クローズアップ現代」では、今回の新型コロナウイルスについて、次のような内容を伝えていました。

1．新型コロナウイルスは、RNAウイルスである。RNAウイルスは変異しやすく、特に新型コロナウイルスはイントロンが長く、変異しやすい。

2．高田礼人（あやと）北海道大学教授によると、武漢市海鮮市場では42種類の野生動物が取引されていたが、新型コロナウイルスの流行で令和２年２月25日に中止された。

　　また、新型コロナウイルスは、コウモリが持っていたウイルスに由来するとされ、センザンコウが媒介する可能性があると指摘されていた。2002〜2003年に流行したSARSウイルスの起源は、コウモリからハクビシンを経て人に感染したと考えられている。

3．SARSの封じ込めを指揮した**押谷仁東北大学教授**によると、SARSは免疫状態の悪いスーパー・スプレッダー（感染力の高い患者）から感染爆発した。そのため、彼は新型コロナウイルスの流行が始まった今の状況でも、感染者を見つけて隔離する方針を示し、実行して成功した。これは、外国から**ミラクル**と絶賛された。

4．感染者１人からのウイルスの感染力は麻疹が12〜18人、インフルエンザが２〜３人、新型コロナウイルスが２〜５人、SARSが３人である。

5．新型コロナウイルスは、**潜伏期中にも感染し、感染しても無症状な人がいるので感染源となる。**

6．SARSコロナウイルスは、肺から分離されるが、新型コロナウイルスは上気道から分離される。

7．新型コロナウイルス肺炎は、胸部CT画像の浸潤影から新しい型の肺炎である。

　令和１年12月31日に武漢市海鮮市場でクラスターが発生して以来、１

カ月たらずで、こんなに分かっていたのですねと桑子真帆キャスターが驚いていました。

　令和2年1月28日に、武漢市への渡航歴がない、60代の日本人男性の感染が判明しました。この男性は**奈良県のバスの運転手**で、1月8〜11日に**中国・武漢市のツアー客**を31人、12〜16日に中国・武漢市のツアー客を29人、18〜22に中国・大連市のツアー客を乗せていました。1月14日に悪寒、咳、関節痛があり、17日に診療所を受診しましたが、PCR検査の対象外と保健所に断られました。しかし、診察した医師が検査するようにと強く主張したおかげで検査をしてもらい、1月25日には胸部レントゲンで肺炎所見があり入院するとともに、28日に新型コロナウイルスの感染が判明しました。これが、**日本国内で初の、中国・武漢市に滞在していない人の新型コロナウイルス感染者となりました。**中国人ツアー客を通して感染したと考えられました。

　1月30日の読売新聞によりますと、このバスの運転手が1月12〜16日に武漢市から来たツアー客を乗せた時の、大阪市に住む外国籍の40代女性ガイドが1月20日に発熱し、1月29日に新型コロナウイルスの感染が確認されました。国内で感染が確認された8人目でした。

　令和2年1月29日の読売新聞によりますと、中国政府の国家衛生健康委員会は、新型コロナウイルス肺炎による中国本土の感染者が5974人、死者は132人と発表しました。日本政府は、封鎖されている武漢市にいる感染リスクの高い邦人を対象に、帰国を希望する206人を第1便として、チャーター便で東京・羽田空港に帰国させました。体調不良を訴えた4人は東京都内の指定医療機関に搬送、症状がない人も国立国際医療センターに移し、検診・検査の上、陰性が判明するまでは、自宅か政府が用意した宿泊施設にとどまるように要請しました。

　1月30日の読売新聞では、上記の4人とは別に無症状だった3人が、

新型コロナウイルス陽性で入院したとありました。206人のうちの2人は、新型コロナウイルス検査を拒否して帰宅しました。

　なお、帰国した1人は「帰国できて大変ほっとしている」と話していました。

　さらに1月31日の読売新聞には、30日に武漢市から第2便で帰国した邦人210人のうち26人が発熱などの症状があり、入院したとありました。第3便は、1月31日に149人を乗せて羽田空港に到着しました。このうち2人が陽性で、発熱が1人、無症状が1人でした。

　同じく1月31日の読売新聞によりますと、**令和2年1月30日**、WHOの**テドロス事務局長**は、中国・湖北省武漢市を中心に感染が拡大している新型コロナウイルスについて、専門家による緊急委員会の検討結果を踏まえて**「国際的に懸念される公衆衛生上の緊急事態」**と宣言しました。これを受けて日本政府は、指定感染症の政令施行日を2月7日から1日前倒ししました。

　WHOの緊急事態は、感染症の世界的流行の危険性が大きい場合に宣言されます。

　前述したように、専門家による緊急委員会は令和2年1月22、23日にも開かれていましたが、中国以外でヒトからヒトへの感染例がなかったことから委員会の意見が割れ、**テドロス事務局長が中国政府の意向に配慮**し、宣言は見送られました。しかし、この時、既にヒトからヒトへの感染が証明されていましたので、「国際的な公衆衛生の緊急事態宣言」を宣言すべきであったと思います。**テドロス事務局長**は、いかつい顔で怒鳴り、中国に対しては感染症の流行の対応に新たな模範を示していると称賛を繰り返していました。

　しかし結果としては、1月31日の時点で、中国本土、日本、タイ、シンガポール、香港、台湾、オーストラリア、マレーシア、マカオ、韓国、米国、フランス、ドイツ、UAE、イタリア、カナダ等23の国と地域で新

型コロナウイルス感染症による死者が計213人出て、この宣言にいたりました。新型コロナウイルスの感染を封じ込めるには遅すぎました。中国・湖北省武漢市トップの馬国強共産党委員会書記が、1月31日に、中国中央テレビで「もっと早く厳格な措置を取っていれば、結果は今より良く、全国各地への影響も小さかっただろう」と述べました。

　令和2年2月1日の読売新聞によりますと、中国本土の新型コロナウイルスによる肺炎患者は1万1791人と、1万人を超え、死者は259人となりました。
　WHOの宣言を受け、米国務省は、1月30日、中国への渡航警戒レベルを最も高い「禁止」に引き上げると同時に、中国からの入国も拒否しました。
　1月31日、日本政府は、直前の2週間以内に中国・湖北省に滞在歴のある外国人は、症状がなくとも入国を拒否すると決めました。

コウモリ女・石正麗（シージョンリー）

　中国科学院武漢ウイルス研究所の研究員である石正麗氏は、フランスの名門大学で博士号を習得し、コウモリ由来のウイルスを研究していることから「バット・ウーマン」の異名で有名です。2002〜2003年のSARSコロナウイルスの大流行の後、自ら洞窟に赴き、そのウイルスが野生のコウモリに由来することを突き止めた学者でもあります。

　2019年（令和1年）12月30日に中国・湖北省武漢市の眼科医である李文亮氏が、武漢市海鮮市場で発生した、7人の原因不明のSARS様の肺炎をSNSに書き込んだ時、「ウイルスのタイプを調べている」と述べていました。石正麗氏は、持ち込まれた検体を調べ、その日（12月30日）に既知のウイルスと遺伝子配列が異なることを証明しました。

クルーズ船・ダイヤモンド・プリンセス号と岩田健太郎教授

　令和２年２月３日夜、日本を含む56の国と地域の乗客2666人、乗員1045人の計3711人を乗せた大型客船ダイヤモンド・プリンセス号が横浜港に帰港しました。この時に、船に乗っていて、１月25日に香港で下船した83歳の男性が、30日に発熱、２月１日に新型コロナウイルスが陽性であると香港政府が発表したため、日本の厚生労働省は、この船を横浜港沖に停泊させ、全ての乗客、乗員の健康状態を調べる検疫を船内で始めました。潜伏期を考慮して全ての乗客、乗員に14日間船内にとどまってもらい、PCR検査を順次行うこととしました。

　なお、この83歳の男性は、１月19日から咳があり、１月20日に横浜港からダイヤモンド・プリンセス号に乗船していました。

　令和２年２月４日時点で、発熱などの症状のある10人が個室に隔離されていました。厚生労働省は、２月５日朝までに全ての乗客、乗員に対して船内で検疫を実施し、症状が出ている120人と、濃厚接触者153人の計273人の検体を採集しました。５日朝までに31人の検査結果が判明、10人が陽性となり、感染症法に基づいて神奈川県内の医療機関に搬送されました。

　結論から言いますと、令和２年６月４日のデータでは、ダイヤモンド・プリンセス号の乗客、乗員3711人のうち、感染者が712人（約20％）、死者が13人（1.8％）でした。

　それまでの過程は試行錯誤で大変でした。

　令和２年２月６日午前、船内に足止めされている3711人の食料や物資を供給するために、ダイヤモンド・プリンセス号が感染確認後初めて横浜港に着岸しました。食料、飲料水、トイレットペーパー、オムツなどの生

活用品と、船内での感染防止や体調管理のために厚生労働省が用意したマスクと体温計を4000セット、手指消毒用アルコールなどを補給しました。しかし、乗客には高齢者も多く、長引く船内生活で体調不良や薬物不足を訴える人が続出し、海外メディアから人権侵害だと批判されました。補給が停滞したために薬が届かず、4日間、持病の薬を飲めなかった日本人もいました。

　2月19〜21日にかけて、発熱などの症状がなく、新型コロナウイルス検査も陰性であった乗客らの**下船**が始まり、計970人が2週間の船内待機を終えて帰宅しましたが、まだ船内には乗客・乗員1300人が残っていました。外国人については、各国政府が用意したチャーター機で1000人以上が既に下船して、帰国していました。そして3月1日に、最後まで船内に残っていた乗員131人が下船しました。

　2月28日に下船し、施設で過ごしていた20代の女性乗員は、「下船できた時は安心感が広がった。停泊中は乗客のクレーム対応に追われて、自分の感染を心配する暇もなく必死だった。中にはあたたかい言葉をかけてくれた乗客もいた。また乗務員としてクルーズ船に戻りたい」と話していました。

　読売新聞東京本社調査研究本部編『報道記録 新型コロナウイルス感染症』（読売新聞社）によりますと、検疫法と感染症法を所管する立場から、指揮を執ることになった**厚労省が船内に対策本部を置き**、各省庁や関係団体からさまざまなサポートを受けました。医師免許証を持つ医系技官のトップである厚労省の鈴木康裕医務技監は、各省庁に弾力的に指示できる**司令塔が必要**であるとし、また、自衛隊の有効活用や、ボランティアに頼らない独立した医療チームの組織を作るべきだと述べました。

　本件では、都道府県知事らの要請のない「自主派遣」で、防衛省は2月7日〜3月1日にのべ約2700人の自衛隊員を派遣しました。医官や他の自衛隊員らは、船内で乗船者の検体採集や患者搬送など幅広く活動し、自衛隊員の感染がゼロだったのに対し、厚生労働省や内閣官房の職員、検疫

官らは11人が感染しました。自衛隊の優秀さに驚かされました。

DMAT（ディーマット）という災害派遣医療チームがあります。Disaster Medical Assistance Teamの略で、研修を受けて厚生労働省に登録された医師、看護師、その他の医療職、事務員で構成され、大災害や多傷病者が発生した事故現場で、おおむね48時間以内に活動します。

被災地の都道府県が、厚生労働省等に派遣を要請すると、管内のDMAT指定医療機関へその要請が下り、各指定医療機関に所属しているDMATが活動を行います。

厚生労働省は、ダイヤモンド・プリンセス号から船外へ乗客を搬送するために、全国のDMATに派遣を要請しました。活動期間は令和２年２月８日～３月１日で、搬送実績は769件でした。

DMATは、下船の優先順位を感染の有無より重症度に応じて３段階（①緊急に医療を要する、②健康被害のリスクが高い、③PCR陽性）に決めて、船内に入り、活動しました。DMATの医師には、臨床医療が分かり、それぞれの医療機関の診療能力を把握し、その上で搬送先の病院幹部と交渉できる能力が必要です。**一気に**発生した700人を超える感染者を医療機関に振り分けて搬送するために、神奈川県庁の対策本部に詰めるDMATの医師が采配をふるいました。

前述の『報道記録 新型コロナウイルス感染症』の「検証」によれば、令和２年１月20日に中国の呼吸器専門医の鍾南山氏が「新型コロナウイルスはヒトからヒトへ感染する」と明言し、１月30日にWHOのテドロス事務局長が緊急事態宣言を発していたにもかかわらず、ダイヤモンド・プリンセス号の船内では、２月２日に船長主催のお別れパーティー、**２月３日にはダンスに合唱**が行われていたといいます。船長に危機感がなく、あきれました。

2月5日の検査結果で陽性が判明した10人が搬送されて以降、日を追うごとに船内で新たな結果が判明していきました。しかし、発熱などの症状があってもほったらかしで、3日後にやっと診察しても、PCR結果が陰性ならそのまま連絡は来ませんでした。陽性の人や体調を崩した人から下船し、入院させましたが、当然のことながら、数百人を一度に収容できる病院はなく、入院先は、北は宮城県から南は大阪府まで150の病院に搬送され、離ればなれになる家族も少なくなく、泣きくずれる妻、はだしで娘に追いすがる母親など、別離の不安と悲しみの光景が見られました。

　2月7日、80代の米国人夫婦の妻が新型コロナウイルスに感染し、入院を告げられました。夫は一緒に行きたいと願っても受け入れられず、「今生の別れになるかもしれない」と何度もキスをしていました（米国のチャーター機が着いたのは、2月17日でした）。

　最上階の客室に滞在していたある日本人女性は無症状でしたが、新型コロナウイルス検査が陽性で、「奥さんは入院です。30分後に下りてください」と言われました。糖尿病の持病があり、一時、高熱を出した主人を置いていけないと強く主張すると、運良く愛知県内の病院が2人を受け入れてくれました。夫は船内でのPCR検査は陰性でしたが、病院では陽性で、ひどい肺炎を起こしており、1人船室に置いていたらあぶなかったでしょう。

　2月13日、神奈川県健康医療局技監の阿南英明医師が船底の部屋に辿り着くと、そこは窓がなく2段ベッド脇の幅が1メートルしかない部屋で、フィリピン人の乗務員女性が顔を真っ赤にし、荒い息をして、「苦しい、国へ帰りたい」と涙ながらに訴えました。医師は「必ず助ける」と言いました。

　令和2年2月19日の読売新聞の記事によりますと、2月18日にDMATの一員として船内に入った**岩田健太郎神戸大学感染症内科教授**が、専門的

な感染防止策をしていないと、船内の様子を撮影した動画をユーチューブで公開しました。発熱などの症状のある人がそのまま船内を歩いて医務室へ行き、教授とすれ違い、検疫官、船員、DMATの防護服やマスク着用のルールが徹底されていませんでした。岩田教授は、汚染の恐れのある場所を真っ先に区別する、船内に置いた対策本部を外部に移すなどの基本的な感染予防策ができていないために情報公開をした、と書かれていました。

　私もテレビで動画を見ましたが、ひどかったです。廊下の半分側をマスク・防護服を着用した人が歩き、もう片側を普通の服装をした人が逆方向に歩いて、すれ違っていました。

　即ち、レッドゾーン（汚染エリア）とグリーンゾーン（非汚染エリア）がきっちりとゾーニングされていませんでした。米国のCDC（Centers for Disease Control and Prevention：疾病対策センター）のような司令塔がなく**疫学の専門家の意見が通らなかった**ということです。

　岩田教授には、あまりのひどさに、すぐになんとかしなければならないという危機感があったのだと思います。

　これを機に、全国の病院や診療所で厳しくゾーニングされるようになりました。家庭内に感染が出た時も、ゾーニングに気を配るようになりました。

　私はそれまで、レッドゾーンとグリーンゾーンの言葉すら知りませんでした。教えてくださった岩田先生に感謝いたします。

和歌山県済生会有田病院の
新型コロナウイルス感染のクラスター

　和歌山県の発表によりますと、県内在住の、70代の農業の男性が令和2年2月1日に嘔吐で県内の医療機関を受診、5日に37.9℃、6日に39℃の発熱があり、済生会有田病院に入院しました。13日に別の病院に転院し、PCR検査で陽性でした。集中治療室で治療を受けていたため、中国への渡航歴は不明でしたが、済生会有田病院で院内感染した可能性はないとのことです。

　また、済生会有田病院に勤務する50代の外科医が、1月31日に発熱、2月6日から仕事を休み、10日に別の医療機関に入院し、13日にウイルス検査をしたところ、陽性でした。外来診療は、この翌日の2月14日から休止しました。

　2月14日、和歌山県の仁坂吉伸知事は記者会見で、時系列上、この2人の接触はなく、感染ルートは不明と述べました。

　おそらく、県内で他にも感染者がいると考えられます。

　2月14日、これらの状況から、各地の病院は、面会制限や咳のある患者にマスク着用を要請しました。感染症の専門家は完全に局面が変わったと警戒し、国立感染症研究所は、診察室は個室で十分に換気すること、検体を採集する時はN95マスク、ゴーグル、長袖のガウン、手袋などを装着することなどを呼びかけました。

　東京、神奈川、和歌山などで相次ぐ新型コロナウイルスの感染について、専門家は**市中感染が拡大している**新しいステージに入ったと言いました。東北大学の押谷仁教授は、三次感染以上のウイルスに感染している可能性があると述べていました。

２月15日、上記外科医と同じ済生会有田病院に勤務する別の50代の外科医も新型コロナウイルスに感染していたことが分かりました。

　さらに２月16日、同病院で、同じく外科の50代の男性医師と、その50代の妻、60代の入院患者の男性と、３人が新たに新型コロナウイルスのPCR検査が陽性であると確認されました。**院内感染**が起こり、クラスターが発生していたのです。仁坂知事は、「とにかく感染をしている可能性がある人達を調べていくのが第一だ」と述べました。

　同病院は受診歴のある患者と家族を対象に「接触者外来」を設置し、２月14、15日で66人が訪れました。

　仁坂知事は、２月20日のテレビで、同病院で12人が新型コロナウイルスに感染したけれども、病院スタッフと濃厚接触者44人のPCR検査は陰性だったと発表しました。

日本国内で初の死者、
屋形船での感染拡大と政府の緊急対策

　厚生労働省は、令和2年2月13日に、日本国内における、日本人で初の新型コロナウイルス感染症による死亡者を発表しました。中国本土を除けば、フィリピン、香港に次いで3人目でした。神奈川県に住む80代の女性で、1月22日から倦怠感があり、2月1日に肺炎と診断されて入院、2月6日に呼吸症状が悪化し、13日に死亡しました。死亡後、新型コロナウイルスのPCR検査が陽性と判明しました。中国への渡航歴は確認されていません。

　また、この女性の娘婿の、東京都に住む70代の個人タクシー運転手の男性も1月29日に発熱して医療機関を受診し、2月3日に肺炎と診断され、6日から入院、2月13日にPCR検査が陽性と出ました。

　この運転手が所属する個人タクシー組合の新年会が、1月18日に**屋形船**を貸し切って行われていました。2月13日に新型コロナウイルスの感染が確認されたタクシー運転手とその妻のほか、組合員約80人と従業員など合計100名ほどが乗船し、その後10人ほどが発熱などの体調不良を訴えました。

　2月14日、**この屋形船に乗っていた**、1カ月前に**中国・武漢市からの旅行客**を接客していた70代の男性従業員と、前述のタクシー運転手と接触のあった50代のタクシー組合の女性事務員が新たにPCR検査で陽性となりました。

　同日、新たな感染者が7人判明し、いずれも**1月18日**に、この屋形船で行われた新年会の出席者や船の従業員でした。**1月18日の宴会**で、参加者の間で一気に拡大したと考えられます。

　政府は2月13日に、首相官邸で安倍晋三首相を本部長とする新型コロ

ナウイルス感染対策本部会合を開き、総額153億円の緊急対策を決めました。具体的には、国内の感染拡大を防ぐために、国立感染症研究所の検査能力を上げて全国の地方衛生研究所の検査体制を拡充する、品薄になっているマスクの供給を確保する、等でした。

　2月14日、北海道、千葉、東京、神奈川、愛知、和歌山、沖縄で10人の感染者が確認され、首相官邸で対策本部を開き、公明党の提案で、**感染症の専門家会議**（「新型コロナウイルス感染症対策専門家会議」）を設置することにしました。

政府の感染症の専門家らによる 「専門家会議」がスタート

　令和2年2月16日、政府は首相官邸で、感染症の専門家らによる「新型コロナウイルス感染症対策専門家会議」(「専門家会議」)の初会合を開きました。メンバーは12人で尾身茂氏、押谷仁氏、河岡義裕氏、釜萢敏氏、岡部信彦氏ら日本の疫学・ウイルス学を代表する人達が顔を揃えました。座長は国立感染症研究所長の脇田隆字氏でした。

　第1回専門家会議では、

(1)高齢者や糖尿病、心臓病、人工透析をしているなどの基礎疾患を持っている人が、確実に医療機関に受診できるようにする。

(2)風邪の症状が長引く、強いだるさなどがある人は、「帰国者・接触者相談センター」に電話する。

など、具体的な目安を作りました。

　脇田座長は、「人混みをさけ、自分が感染しないことが、人への感染を防ぐことになる。国民全体で感染のまん延を防ぐ共通認識を持つことが必要です」と、基本的なことを述べていました。

　一方、政府の対策本部で、安倍晋三首相は国内の感染の拡大を防ぐため、

・検査体制を大幅に強化する。

・治療、相談体制を拡充する。

という方向性を示しました。具体的には診療可能な医療機関を増やし、全国536カ所の相談センターを、土・日曜日を含め24時間体制にします。

　厚生労働省があらかじめ「専門家会議」に提出した新型コロナウイルス感染症についての資料では、感染経路は飛沫感染と接触感染、一部の患者が強い感染力を持つ、無症状者や軽症者が多い、発熱・長く続く呼吸症状・強い倦怠感のある人が多い、高齢者・基礎疾患を持っている人は重篤になることが多い、特別な治療法がなく対症療法が中心である等をあげて

いました。それに対し、前述の「専門家会議」による(1)(2)の方針が示されました。

WHOの感染症対策の司令塔である進藤奈邦子シニアアドバイザーは、新型コロナウイルスは、季節性インフルエンザよりも明らかに感染力が強く、感染者1人がうつす人数が、インフルエンザでは1.4〜1.6人に対して新型コロナウイルスは2人以上であるが、インフルエンザほどの爆発的な感染は起こらないと述べています。

また、インフルエンザは、最初の患者が発症してから次の患者が発症するまでの期間が4日程度ですが、新型コロナウイルスは7.5日と倍であり、潜伏期は約5日で、軽症者は発症から3日までがウイルスの排出量が多いと述べていました。中国で2〜3％とされる致死率は、症状が出ない感染者も含めると0.3％です。WHOがこれまでの感染者1万7000人を分析したところ、軽症者が82％、重症者が15％、重篤者が3％でした。

2002年11月に中国・広東省で発生し、香港、台湾、マレーシア、カナダ、アメリカ、イギリス、オーストラリア、韓国等29の国と地域にパンデミックを起こし、2003年7月に制圧されたSARS（重症急性呼吸器症候群）については私も新聞で読んで知っていましたが、ただ知識があるだけで危機感はありませんでした。しかし、この時の疫学者やウイルス学者の経験が、今回の新型コロナウイルスの感染症対策に生かされているのはたしかです。

幸い、SARSは日本に上陸しませんでしたが、新聞が危機感をあおり、国立感染症研究所や上記専門家会議のメンバー等の学者達は、SARSウイルスが日本上陸した場合に対処できるように待ち構えていました。敵が日本に上陸しようとした時に、自衛隊が防衛しようとするのと同じです。今回の新型コロナウイルス感染症はそれらの専門家が駆けつけても苦戦を強いられています。想定外に強いウイルスでした。

そのような中、安倍首相や小池百合子東京都知事は早々と専門家の意見を尊重して政治判断を下し、行政者としての非凡さを感じました。

ベルガモ・命の選別

　イタリア北部の**人口12万人都市・ベルガモ**では、新型コロナウイルスの感染爆発により医療が崩壊し、命の選別が行われました。

　令和2年1月末頃から新型コロナウイルス感染症が疑われる症状の風邪が流行していましたが、普通の風邪とされていました。しかし、2月23日にパパ・ジョバンニ23世病院で新型コロナウイルス感染症の第1例が発表されますと、途端に救急車の出動要請が増えて、病院は大混乱し、救急センターの電話が鳴り続け、1日に2500件にもなりました。新型コロナウイルス感染症専用の救急車が用意され、10日間でその数は10台に増やされ、最終的に80台にまで増えました。

　パパ・ジョバンニ23世病院は新型コロナウイルス感染症専用の病院になり、最初28人であった入院患者は10日間で80倍に増え、ICUベッドを増やし、開業医や歯科医までもが駆り出されました。最初の患者が発表されてから2週間で緊急事態宣言が出され、市民は宅配サービスを受けるようになりました。医療機器が不足し、若い体力のある患者は他の地域の医療機関に搬送されましたが、それでも病院の前には救急車の行列ができ、助けたくても助けることができない患者が出ました。医療スタッフの心の痛みに臨床心理士が参入しました。

　ボールが坂を転がるように、深刻な状態に陥っていき、3月には病院が医療崩壊しました。医師は、助ける人と助けられない人を選別する基準を設けて、命の選別をせざるを得なくなりました。基準は、患者の年齢、平均寿命、生き残れる可能性等によって決められました。もちろん、多くの人に批判されましたが、作成した医師は「現場を見ていないから言えるのだ」と言いました。

　新型コロナウイルス肺炎に、最も効果的だったのが酸素吸入でしたの

で、患者の誰もが酸素吸入器につながれ、中には酸素ボンベから直接酸素を吸っている人もいました。酸素が不足し、救急隊員が自宅療養の患者の酸素をはずしに行きました。

医師が家族に合意をとり、患者の苦しみをやわらげるために、モルヒネの点滴をしました。

回復に向かっている78歳の患者の人工呼吸器をはずし、子どものある48歳の男性に付け替える例がありました。

58歳の心臓に合併症のある人が、救急車を呼んだけれども来ず、娘が病院へ運びましたが、酸素を投与してもらえず、１日で亡くなりました。娘は１人になってしまったと墓にすがりついて泣いていました。

あまりの死者の多さに、霊安室があふれたため、棺は教会や倉庫に置かれ、夜中に他の地域の火葬場へ送られました。

３月中だけで平時の６倍もの6000人が死亡し、半数が新型コロナウイルス肺炎によるものでした。普段から通院している人も、そのしわよせを受けていました。

５月に、ベルガモの新型コロナウイルスの流行はおさまりましたが、医療スタッフは、命の選別に深く傷つき、泣く人もいました。

もし日本に「帰国者・接触者相談センター」がなければ、ベルガモで見た混乱が起こっていたかもしれません。

参考：「医療崩壊〜イタリア・感染爆発の果てに〜」
NHK・BS１スペシャル、2020年６月28日

急速な感染拡大の抑制対策

　令和2年2月25日の読売新聞に、現在、東京の屋形船や和歌山の病院など感染のつながりが見える小規模な集団「クラスター」が全国にいくつか発生している状態であり、これらのクラスターが連鎖し、感染が急速に拡大すると、患者が爆発的に増加し、医療機関に殺到することで、医療機関がパンクを起こしかねない、と記載されていました。

　令和2年2月24日、政府の新型コロナウイルス感染症対策専門家会議の脇田隆字座長は、これからの1～2週間が急速な拡大に進むか、収束できるかの瀬戸際で、最大の目標は、感染拡大の速度を抑え、重症者と死者数を減らすことだとして国民に協力を求め、発熱や風邪の症状があっても軽症の時は外出せずに自宅で療養し、37.5℃以上の発熱や風邪の症状が4日以上続く時や、強いだるさや息苦しさがある時は、我慢せず、ただちに全国に設置している「帰国者・接触者相談センター」に電話してくださいと話しました。

　2月25日、政府は第13回新型コロナウイルス感染症対策本部を開き、安倍晋三首相は患者の増加スピードを抑制し、国内の流行を遅らせ、ピークを低くするための基本方針を決めました。具体的には、「発熱や風邪の症状が出たら、休暇を取ったり、テレワークを利用したり、外出を自粛する。マスクや消毒液が確保できるように事業者に増産を求める。入国制限や渡航中止の勧告を続ける。患者が集団で発生している場合は、感染経路を調査し、集団感染に関係する施設の休業やイベントの自粛を要請する。**風邪の症状がない高齢者や基礎疾患のある人が持病の薬を受ける場合は、電話による診療で処方箋を発行する**」と述べています。診療所に行かずに薬をもらえることは、大助かりでした。

感染拡大の兆し、大規模イベント 自粛要請、保健所の目詰まり

　令和 2 年 2 月26日時点で、中国本土の新型コロナウイルス（SARS-CoV-2）の感染者は 7 万7658人で死者が2663人でした。日本の国内居住者の感染者は147人で死者が 1 人でした。

　武漢市の医師のムンさんが新型コロナウイルス肺炎になって、入院しました。
　2 月14日新型コロナウイルス感染症（COVID-19）を発症。
　発症して 3 日目の 2 月17日に入院。
　発症して 7 日目の 2 月20日に重症化して酸素投与。
　発症して11日目の 2 月25日まで 5 日間寝たきり。
　その後改善しましたが、1 カ月間入院しました。
　免疫を上げる漢方薬を飲んだけれど効果はなく、一番効果があったのは、よく食べ、よく眠ること、日本はまだ感染者が数百人と少ないので、今、コントロールすべし、軽症者も隔離すべし、と述べられていました。

　2 月25日、韓国政府は国内の新型コロナウイルス（SARS-CoV-2）感染者が977人、死者が11人に達したと発表しました。
　米国疾病対策センター（CDC）は韓国への渡航注意レベルを、3 段階で最も高い「不要不急の渡航は中止せよ」に引き上げました。
　日本政府は、感染が広がっている韓国南東部の大邱市と慶尚北道清道郡に、過去 2 週間のうちに滞在した外国人の入国を拒否しました。

　2 月26日、安倍晋三首相はこれらの各国の様相を見て、この 1 ～ 2 週間の感染拡大防止が極めて重要であることを踏まえ、首相官邸で第14回

新型コロナウイルス感染症対策本部を開き、スポーツ・文化イベントの主催者に**今後2週間**は試合やイベントを中止や延期するよう要請しました。それを受けて、Jリーグは3週間の公式戦計94試合を延期しました。

　この頃、**大阪では**、1日に100人以上の患者が来院する診療所が、高熱があり胸部レントゲンで肺炎と診断した患者について保健所に連絡したところ、保健所は高度な医療を提供する病院で胸部CTを撮り、インフルエンザ等を除外して連絡するようにと断りました。しかし、総合医療センターのような大病院にも軽症者が駆け込み、混雑していました。そのため、開業医が患者を送るところがなくなり、診療所では発熱や風邪の患者を診察しなくなりました。

　2月17日には、既に全国の保健所に「帰国者・接触者相談センター」が設置されていました。

　私は、新型コロナウイルス（SARS-CoV-2）が流行している時なのだから、この患者は新型コロナウイルス肺炎の疑いがあるとなれば、ただちに保健所が受けて、「帰国者・接触者外来」につなぐべきだと思いましたが、保健所は理屈をつけて断っているように見えました。保健所職員個人の問題ではなく、保健所全体の体質のように感じられました。

　和歌山県の仁坂吉伸知事は、医師から直接に新型コロナウイルス感染症（COVID-19）の患者を受けて、知事自らが保健所に指示して、「保健所の目詰まり」を防ぎました。優秀な知事です。

中国政府の初動の遅れとテドロスWHO
事務局長、日本国内の致死率とワクチン接種

　令和2年2月25日の読売新聞によりますと、中国本土における新型コロナウイルス感染者は7万7658人、死者は2663人で、致死率は3.4％でした。

　韓国政府の発表によりますと、2月25日の新型コロナウイルス感染者は977人、死者は11人で、致死率は1％でした。感染者は、宗教団体の集団感染があった南東部・大邱市に集中していました。

　日本国内居住者の感染者は171人、死者は1人で、致死率は0.58％と記載されていました。

　2月27日の読売新聞によりますと、中国政府は、武漢市の新型コロナウイルス感染封じ込めの**初動の遅れ**を認めず、習近平国家主席や王毅外相は、この約1カ月間に、電話会談や書簡で、「新型コロナウイルス感染対策で世界に貢献している」と35カ国に一方的にアピールしました。1月28日に習国家主席がWHOのテドロス・アダノム事務局長と北京で会談した後に、このアピールが加速しました。**テドロス事務局長**は、1月23日に中国政府が湖北省武漢市を封鎖したことを「速度、規模とも素晴らしく、中国の制度の優位性を示した」と絶賛し、拡散を防ぐための**初動の遅れを否定しました**。

　ちなみに、日本国内の新型コロナウイルス感染症が流行した各波の致死率は、以下の通りです。

　第1波（従来株）1.79％、第2波（従来株）0.98％、第3波（従来株）1.82％、第4波（アルファ株）1.85％、第5波（デルタ株）0.42％、第6波（オミクロン株BA.1）0.17％、第7波（オミクロン株BA.5）0.11％。

これを見ると、**第5波で致死率**が第4波の10分の1に**大きく低下していることが分かります**。デルタ株は、それまでの新型コロナウイルスより重症化しやすいと考えられていましたが、それでもなお第5波の致死率が大きく低下した最大の要因は**ワクチン接種**でした。

　東京都では、令和3年6月1日からワクチンを2回接種した高齢者が増加し、9月13日の時点で85.5％に達しました。それと並行して第4波まで最も多かった60代、70代の高齢者の重症者が第5波では減少しました。高齢者のワクチン接種が進んでいなかったら大変なことになっていたでしょう。

　少し後の話になりますが、令和4年2月1日の世界の新型コロナウイルス感染者の累計と死者数の累計から死亡率を国別に計算しますと、低い順に、1位がシンガポールの0.25％、2位はイスラエルの0.3％、3位はオランダの0.45％、そして4位が日本とフランスの0.68％、6位がスウェーデンの0.76％で、**日本は優秀だったことが分かります**。

　なお、ワースト1位はメキシコの6.9％、2位が台湾の4.5％、3位が中国本土の4.1％。4位が南アフリカの2.6％、5位がブラジルの2.45％、6位がイランの2％でした。

　最も累計感染者数が多い国は、アメリカ合衆国の7433万人で死者が88万人でした。次いでインドの4130万人で死者が49.5万人、3番目がブラジルの2536.6万人で死者が62.7万人、4番目がフランスの1918万人で死者が13万人、5番目がイギリスの1658万人で死者が15.6万人でした。ちなみに、日本は274万人で死者が1万8814人でした。

中国本土30省552病院における
新型コロナウイルス感染症1099例の論文

　令和2年2月12日、NHKの番組によりますと、中国・武漢市の新型コロナウイルス感染者は、濃厚接触から感染した成人が多く、市内に患者があふれ、十分な医療を受けられていないということでした。感染が武漢市から中国全土に拡大し、患者数は3万7000人になりました。感染拡大の原因は、感染者の確認、追跡が不十分なのと、無症状感染者が存在したことで**潜伏期中にも感染を広げていたためです**。一例をあげますと、60歳の夫婦が新型コロナウイルスに感染して症状があり、その娘も感染して症状がありました。しかし、娘から感染した10歳の子どもは無症状でした。

　押谷仁東北大学微生物学教室教授は、感染拡大の防止には誰から感染したかを明確にすることが大切だと言います。SARSの時は感染者が重症なのでほとんどの感染者を見つけ出すことができましたが、武漢市の場合は閉鎖が遅く、感染者の追跡ができませんでした。中国から飛行機で世界の27ヵ国に感染が拡大したと言っています。

　2020年（令和2年）4月30日付のNEJM（The New England Journal of Medicine）にGuan W, et al.が"Clinical Characteristics of Coronavirus Disease 2019 in China."を発表し、中国内30省552病院から、2020年1月9日までの1099人のPCR検査陽性のCOVID-19の症例データを抽出しました。

　その結果は、年齢中央値は47.0歳で41.9％が女性でした。発熱は、入院時には患者の43.8％に認められましたが、入院後には、88.7％に認められました。つまり、入院時に発熱のない患者は半分以上で、入院後も10％が発熱しませんでした。2番目に多い症状の咳は、67.8％の患者にありました。悪心や嘔吐は5％、下痢は3.8％。潜伏期は2〜7日で中央値は4

日でした。入院時の重症が173人、非重症が926人でした。重症患者の年齢は、非重症者よりも中央値が7歳上でした。さらに重症患者では、非重症者よりも併存疾患のある患者が多くいました。

　入院時に行われた975人の肺のCTスキャンのうち、86.2％が異常所見を示し、すりガラス状陰影が56.4％、両側斑状影が51.8％でした。

　非重症患者877人中157人（17.9％）及び重症患者173人中5人（2.9％）では、肺のX線やCTに異常は見られませんでした。

　1099人の患者のうち、酸素療法を受けたのは38.0％、5％がICU入院、挿管・人工呼吸器を要したのは2.3％でした。ECMO（体外式膜型人工肺）を使用したのは0.5％でした。

参考：仙台市、おきのメディカルクリニック院長ブログ

ライブ参加者によるクラスター

　令和2年3月6日の読売新聞によりますと、高知市内に住む30代の女性看護師が、2月13日からのどに痛みがありましたが、2月15日に高速バスで大阪へ行き、その夜の6時半～9時頃に開かれた大阪・京橋のライブハウス・アークに客として訪れました。100人ほどの参加で、閉ざされた空間で肩と肩が触れ合うほど混雑しており、マスクもしていませんでした。2月29日にこの女性が新型コロナウイルスに感染していたことが判明し、大阪府はクラスターが形成される可能性があるため、参加者は保健所に相談するよう呼びかけました。

　3月5日の読売新聞には、大阪・京橋のライブハウス・アークを訪れた新型コロナウイルスの感染者は、東京2人、京都2人、大阪7人、兵庫、高知、愛媛、熊本が各1人ずつで、計15人に増えたと書かれていました。

　さらに3月6日の読売新聞によりますと、最初の女性看護師の感染が2月29日に表面化してから1週間たらずで、このライブの参加者17人とその家族9人の計26人が新型コロナウイルスに感染していたことが分かりました。

　また、別のライブハウスである大阪市北区のソープオペラ・クラシック・ウメダでも2月19日、23日のライブ参加者6人が新型コロナウイルスに感染したことが確認されました。

　令和2年8月16日の読売新聞では、茨城県在住のフランス人で茨城県国際交流員であるローラー・ジャンさんが、「私は音楽、特にロックが大好きです。母国のフランスでは、自宅や通学中の電車でいつも聴いていました。当時日本の音楽と言えばアニメソングしか知りませんでした。しかし、平成26年に来日してから日本は魅力的な音楽にあふれている国だと

気付きました。アニメソングだけではなく、アイドルソングやロックも素晴らしいです。さまざまなバンドやグループが活躍していて、ライブハウスもたくさんあります。茨城県で開催されるロック・イン・ジャパン・フェスティバルなどイベントも多くあるので、日本の音楽を発掘する機会は数え切れないほどあります。日本は、食べ物や伝統文化、ポップカルチャーが海外の人から人気を集めていますが、音楽好きを楽しませてくれる国であると思います。しかし、新型コロナウイルスの感染拡大で、さまざまな音楽イベントが中止になりました。仕方ないですが、残念です。１日も早く収束し、ライブを楽しめる日々に戻ってほしいと願っています」と述べていました。

全国の小中学校、高校、特別支援学校を一斉に休校

　令和2年2月27日、安倍晋三首相は、新型コロナウイルスの感染拡大を防ぐために、全国の小中学校、高校、特別支援学校に対して、3月2日から春休みまで一斉臨時休校を要請し、文部科学省が全国の教育委員会に通知を行いました。政府が全国の学校に対して一律に休校を要請するのは極めて異例のことです。安倍首相は何よりも子ども達の健康、安全を第一に考えたと述べました。「ひとつのクラスターが次のクラスターを生み出すのを防止することが極めて重要である。徹底的に対策を講じるべきだ」と述べました。

　既に札幌市や大阪市は独自に一斉休校に踏み切っており、全国で足並みを揃えるほうが効果的であると判断しました。

　2月28日の読売新聞に、新型コロナウイルスの感染拡大を受け、北海道内の小中1371校で27日、臨時休校が始まりました。札幌市など320校では28日から休校とすると記載されていました。

　3月24日、文部科学省は新学期からの学校再開に向けて指針を発表しました。それにともない、3月25日の読売新聞によりますと、集団感染のリスクが高くなる①換気の悪い密閉空間、②人の密集、③近距離の会話や発声の3条件が重ならないように徹底することを求めました。これは、後の「NO!! 3密（密閉・密集・密接）」に当たります。

　また、具体的な取り組みとして、毎朝の検温と風邪の症状の確認、マスク着用、閉め切った教室で大勢の児童生徒による話し合いの回避、教室のこまめな換気、密閉した体育館等での大勢が出席する入学式・始業式の中止、給食を食べる時に机は向かい合わせにしない、会話を控える……等を注意喚起しました。

　4月7日に7都府県に1回目の緊急事態宣言が発令され、そのため、多

くの学校が休校を延長していました。

　5月1日、文部科学省は分散登校で段階的に学校を再開するように全国の教育委員会に通知を出しました。小学1、6年生や中学3年生の登校を優先し、児童・生徒が互いに1〜2mの間隔を保つよう指示しました。

　一斉休校から4カ月後、各地の学校は全面再開に向かいました。6月22日以降に9割の自治体が学校を全面再開し、7月1日以降は全ての学校が全面再開されました。

　しかし、学校給食では依然、黙食が続いていましたが、令和4年11月29日、文部科学省は全国の教育委員会に、①向かい合わせにならないように座席の配置を工夫する、②大声で会話しない、③適切な換気を確保するなどの対策をして、給食時に会話して良いと通知を出しました。

WHOが「パンデミック」を表明

令和2年（2020年）3月11日に、WHOのテドロス・アダノム事務局長は、スイス・ジュネーブで会見し、新型コロナウイルス（SARS-CoV-2）がパンデミック（世界的な大流行）であると表明しました。世界110カ国・地域で感染者が11万8000人を超え、4291人が死亡しました。中国以外の感染者数は過去2週間で13倍に増えました。今後、感染者や死者、影響を受ける国はさらに増えることが予想されるとの見通しを示しました。

感染が確認された国や地域ではアジアから欧州や中東、米国へ広がっています。テドロス事務局長は、感染防止策の強化を呼びかける一方で、感染の9割が中国、イタリア、イラン、韓国に集中し、中国や韓国では感染者の抑制に成功しているとして、「パンデミックは制御できる」とも語りました。

感染症の流行を表す用語

パンデミック（pandemic、汎流行）：世界的な大流行

エンデミック（endemic、地域流行）：特定の地域での流行

エピデミック（epidemic）：特定のコミュニティ内での一時的な拡大、アウトブレイク（outbreak）と同じ

東京オリンピック・パラリンピックの延期

　令和２年３月11日、WHOによって新型コロナウイルス（SARS-CoV-2）のパンデミックが表明されましたが、IOC（国際オリンピック委員会）のトーマス・バッハ会長は、３月12日、東京オリンピック・パラリンピックの予定通りの開催に意欲を見せました。続く３月13日、小池百合子東京都知事も「五輪の中止はない」と語気を強めました。

　IOCと都、JOC（日本オリンピック委員会）の３者で結んだ開催都市契約は、参加者の安全が深刻に脅かされる場合にIOCの裁量で五輪を中止できると定めています。２月以降、代表選考を兼ねた大会が相次いで中止や延期になっていました。政府関係者は、「一番の問題は選手が参加するかどうかだ」と言っていました。

　３月22日、IOCは、感染が全世界に爆発的に広がったために、７月24日からの東京オリンピック・パラリンピックの延期について検討を始めると発表しました。IOCのバッハ会長は「人命を優先する」と言いました。それを受け、大会組織委員会や日本政府、東京都は大会延期の場合の対応を詳細に検討するとしました。

　続く23日、安倍晋三首相は感染拡大の影響が続く場合、延期を容認する意向を表明しました。読売新聞が20〜22日に行った全国世論調査では、69％の人が「延期したほうが良い」と答えていました。

　３月24日夜に安倍首相はバッハ会長と電話会談をし、「現下の感染の広がりが年内に収束するのは難しく、世界のアスリートが最高のコンディションでプレーでき、観客にとって安全で安心な大会とするために（東京オリンピック・パラリンピックを）１年間延期する」と提案しました。バッハ会長はこれを受け入れ、令和３年（2021年）夏までに東京大会を開催することで合意しました。国のリーダーとして迅速で強い決断だと思いました。

3密と小池百合子都知事

『報道記録 新型コロナウイルス感染症』（読売新聞東京本社調査研究本部編）によりますと、令和2年3月25〜27日に東京都内で、新型コロナウイルス（SARS-CoV-2）の新規感染者が40人台となり、28日には60人台、30日は13人で、累計443人になりました。台東区の永寿総合病院のように感染源が明らかである一方で、感染源を特定できない事例を厚生労働省新型コロナウイルスクラスター対策班が分析したところ、38人がナイトクラブなどの飲食店の事例でした。**小池百合子東京都知事は、3月30日夜に都庁で緊急記者会見を開き**、夜間から早朝にかけて営業するナイトクラブなど、接客を伴う飲食店で感染事例が多発していることを明らかにしました。そして、これらの場所のような「換気の悪い**密閉**した空間」「多くの人が**密集**する場所」「**密接**な近距離での会話」の「**3つの密**」が重なる場所を当面利用しないよう求めました。主に中高年にナイトクラブやバー、若者達にはカラオケ店やライブハウスの利用を自粛するように呼びかけたのです。急激に感染拡大すれば医療崩壊が起こる危険があるので、これらのことを素早く、ズバリと表明した小池都知事の勇断は素晴らしかったと思います。

「3密」という言葉が初めて登場したのは、令和2年3月9日の新型コロナウイルス感染症対策専門家会議の提言です。3月25日の記者会見で小池都知事が「**NO‼︎3密**」のパネルを掲げて、強い印象を与えました。「3密」は2020年（令和2年）のユーキャン新語・流行語大賞にも選ばれました。

　3月31日に東京都の新規感染者数は78人と最多を更新しました。このうち集団感染が起きている台東区の永寿総合病院の関係者が10人で、49人が感染経路不明でした。78人を年代別に見ると、30代が21人で最も多

く、20代が15人、40代が14人で、40代以下が54人と約7割を占めていました。

　4月4日の読売新聞には、小池都知事自らユーチューブのライブ配信で、毎日、若者達に週末の不要不急の外出、特に夜間の外出を控えるようにお願いしていると書かれていました。

　4月5日の読売新聞には、感染者の急増で病床の不足が懸念される東京都を支援するために、政府は新型コロナウイルス感染者の軽症者が一時滞在する先として、東京五輪用の警察官仮宿舎を活用することにしたとありました。

　国内で2月13日〜3月31日に新型コロナウイルス感染症で死亡した66人を厚生労働省が分析したところ、80代が23人（35％）と最多、続いて70代が18人（27％）と多く、70、80代で60％を占めていました。新型コロナウイルス感染症の初期症状は発熱、咳、倦怠感、吐き気などがあり、上記の死亡した66人のうち25人（38％）に発熱が確認され、発熱から死亡までの期間は3〜46日で、平均14.9日でした。初期症状が出てから2週間ぐらいで死亡する人が多かったのです。また、66人のうち心疾患、糖尿病、高血圧などの基礎疾患のあった人は25人で、主な基礎疾患は高血圧、心疾患、がんでした。

　令和2年4月3日時点の、日本における新型コロナウイルス感染状況は、クルーズ船を含めた国内の感染者は4211人、このうち死者は95人で、致死率は2.3％でした。感染者の80％は軽症ですみますが、高齢者や基礎疾患を持つ人は重症化しやすく、感染しないためには不要不急の外出を控え、外出しても「3密」を避けることが大切と記載されていました。

　小池都知事の必死の訴えが、我々の心に伝わりました。

不織布マスクが中国に

　令和2年（2020年）1月24日に中国の春節がスタートし、日本は中国人旅行客の受け入れを継続したために約90万人が来日しました。中国は1月27日からの海外への団体旅行を禁止しましたが、マスクを求めて個人の観光客が日本に押し寄せました。中国人旅行客や日本在住の中国人がマスクを買い占めたために、日本人がマスクを買うことができなくなりました。朝の開店時に入荷したマスクを中国人が全部買ってしまい、マスクの箱を大量に抱えてレジに来た中国人に「1個までです」と断ると、何度もレジに並びなおし、段ボール**数箱分**も買いました。中国での新型コロナウイルス流行の拡大で、マスクが品薄となり、価格が高騰したためでした。

　それまで日本で出回っているマスクの8割は、中国から**輸入**していました。令和2年1月25日以降、日本のマスク販売会社「ファーストレイト」が契約したマスクを中国が出荷制限し、中国の倉庫に置かれました。中国国家の応急備蓄物質に回され、輸出しないとのことでした。日本の別の会社でも中国で生産した分は全て回収されました。

　中国の官民とも、したたかに日本の不織布マスクを中国へ持って行きました。

　令和2年3月11日、WHOが緊急事態宣言を出しました。

　日本国内でも新型コロナウイルスの拡大で、マスクの品薄が続き、4月1日に安倍晋三首相は、全国全ての世帯を対象に1つの住所当たり2枚ずつ、布マスクを配布することを決定しました。しかし、不織布マスクは飛沫をほぼ100%防止できますが、布マスク（ガーゼ）では人と人の距離を50cmあけても17%しか防止できません。

京都産業大学卒業旅行クラスター

　令和2年3月30日の読売新聞に以下のように記載されていました。

　京都産業大学は令和2年1月から学生に海外渡航の自粛を要請し、ゼミの祝賀会などの自粛も呼びかけていましたが、3月29日、京都府は20代の京都産業大学の男子学生ら7人が新型コロナウイルスに感染したと発表しました。7人のうち3人は、3月2〜13日に英国やスペインなど欧州5カ国を卒業旅行で訪れ、3月14日に帰国していました。この3人のうち1人は3月26日に愛媛県、もう1人は28日に石川県、他の1人は29日に京都市で新型コロナウイルスの感染が確認されました。他の4人は**愛媛県で感染が確認された学生**と、3月21日に京都市内の飲食店で行われたゼミ生有志約30人による卒業祝賀会に同席していました。帰省先が**愛媛県の学生**は、翌日の22日にも一緒に外国旅行をした石川県の学生とともに、十数人規模の懇親会に出席していました。

　3月31日、富山県に自宅のある京都産業大学生が地元に帰り、一緒に食事をした女性看護師が感染し、京都府外にも拡大しました。4月1日午前0時時点で、関連する感染者は11府県で39人となり、うち27人が京都産業大学の学生でした。

永寿総合病院のクラスターは
なぜ起こったか

　令和2年6月7日の読売新聞に、東京・台東区の中核病院である永寿総合病院における新型コロナウイルスの国内最大のクラスター（集団感染）発生について、以下のように記載されていました。

　令和2年2月26日〜4月9日の院内感染者は214人で、入院患者131人のうち109人が感染し、43人が死亡、うち23人は血液内科の患者でした。病院関係者は83人が感染し、看護師・看護助手60人、事務員・委託業者15人、医師8人で、死者はありませんでした。

　永寿総合病院の調査・支援に当たった厚生労働省クラスター対策班の解析で、このクラスターの発生起点は2人の男性であることが分かりました。1人は2月26日に70代の男性が病棟5階西側に入院、もう1人は70代の男性で、3月4日に脳梗塞で同じ5階西側の別の病室に入院しました。3月に入院した男性は、入院後リハビリで院内を歩き、知人とも面会していました。容態が悪化した3月19日も医師から「新型コロナウイルスの感染は薄い」と聞かされており、医師が、この患者の感染に気付くのが遅れたことが、クラスター発生の原因の1つとなりました。

　3月14日頃から、発熱を訴える入院患者が出始め、その後、医療従事者にも広がりました。3月20日、病院はようやくアウトブレイク（大量感染）に気付き、患者にPCR検査を始めると、前述の70代男性が2人とも陽性で、2月に入院した男性は3月24日に、もう1人の男性は3月29日に死亡しました。

　感染はまず、この2人が入院していた病棟5階西側を発生起点として、共同トイレがあり、自由に行き来ができる通路から病棟5階東側に広がりました。医師が各階をまたがって移動したことで、4月9日には全病棟に感染が広がり、血液内科が入っていた8階西側の病棟の感染者数は、クラ

スター発生起点の5階を上回りました。手指の消毒が不十分であったのも拡大の原因の1つと記載されていました。

　同院は3月25日以降、外来診療、救急外来、入院の新規受け入れを停止。その結果、5月8日以降、新たな感染者は出ておらず、5月26日、2カ月ぶりに外来診療が再開されました。

　アウトブレイクが起きて以降、医師や看護師は、自分も感染しないかという恐怖心に耐えながら、慣れない防護服を着て、必死に頑張りました。

全国各地の病院で新型コロナウイルスの
院内感染による集団感染の発生

　令和2年4月3日の読売新聞に、以下のように記載されていました。

　令和2年2月以降、国内各地の中核病院で新型コロナウイルスの院内感染による集団感染が起こりました。

　東京・台東区の中核病院である永寿総合病院では2月26日〜4月9日に院内感染が発生、入院患者とその家族131人、職員83人、計214人が感染し、43人が死亡しました。

　3月26日には、東京・新宿区の慶應義塾大学病院で入院中の同室患者4人が新型コロナウイルスに感染しており、うち1人は永寿総合病院から転入した患者でした。永寿総合病院からの感染拡大と思われます。

　北九州市の新小文字病院では、3月中旬に自宅の階段で転落し、頭部外傷で救急搬送されてきた80代の男性に発熱が続き、3月30日に肺炎を起こしたため、PCR検査をしたところ、3月31日に陽性と判明しました。この患者が発端となり、4月1日には医療スタッフ17人の集団感染が分かり、翌2日に甲斐秀信院長が報告しました。

小池都知事の「ロックダウン発言」

　令和2年3月23日、都内の1日の新規感染者数は16人でしたが、厚生労働省のクラスター対策班の、このままだと感染増加になるという見解を受け、小池百合子都知事が「都市の封鎖、いわゆる**ロックダウン**など、強力な措置をとらざるを得ない状況が出てくる可能性があります」と述べました。この時、日本では欧米諸国のようなロックダウンが法的に実施できないにもかかわらず、誤ったイメージが一人歩きすることとなりました。

　3月24日、新型コロナウイルスの感染拡大を受けて東京オリンピック・パラリンピックが1年間延期されました。

　3月25日、東京都内の1日の新規感染者数は、当時最多の41人となり、小池都知事は都庁で緊急の記者会見を開き、「感染爆発の重大局面だ」と述べ、不要不急の外出を控えるよう都民に求めました。

　政府は3月28日に緊急事態宣言を発令する準備をしていましたが、小池都知事の「ロックダウン発言」で、自宅から出られない、鉄道が止まるのでは、という疑心暗鬼から、食料品などの買い占めが起きました。この状態で、政府が3月28日に緊急事態宣言を発令すると、パニックが起きるかもしれないと安倍晋三首相は周囲に漏らし、混乱を避けるため発令を先送りしました。

　令和2年4月7日、安倍首相は第1波の緊急事態宣言を、7都府県に発令しましたが、当然ながら、宣言後、東京の新規感染者は急速に拡大し、4月中旬に1日200人を超えました。

　小池都知事は、東京都民に強い危機感を持たせるために、まだ1日の新規感染者数が少ない時に「ロックダウン発言」をして、日本全国に衝撃を与えましたが、衝撃が強すぎて思わぬ副作用がありました。しかし、厚生労働省のクラスター対策班は、よく先を読んでいたと思います。

第4章

新型コロナウイルスの爆発的流行と医療崩壊

日々の新規感染者数の上昇はとどまるところを知らず、とうとう緊急事態宣言が発令。さまざまな憶測や風評が飛び交い、日本国内は混乱の渦へ巻き込まれていった。その中で、国、各首長達は、どう判断し、どう闘っていったのか。第1波から第3波までの流れを振り返る。

第１波・５都府県で医療崩壊の懸念

　令和２年４月１日、国内の新型コロナウイルスの新規感染者は267人で過去最多となりました。

　東京都は66人で、40代までが45人と７割を占めていました。その中で感染経路が特定できない感染者は38人でした。小池百合子都知事は感染拡大の恐れがあるとして、都の患者の受け入れ病床を620床に増やし、さらに4000床まで増やす準備をしていると、都の対策本部会議で報告しました。

　大阪府の４月１日の新規感染者も、34人で過去最多でした。感染経路の不明な感染者は10人でした。

　４月１日に、政府の専門家会議（新型コロナウイルス感染症対策専門家会議）は、東京、大阪、神奈川、愛知、兵庫の５都府県は感染者が増え、医療崩壊の恐れがあり、早急に抜本的な対策が必要であると表明しました。そのために、感染症の指定病院だけでなく、大学病院など地域の医療機関が患者を受け入れること、軽症者には自宅療養者以外に宿泊施設を用意することを提言しました。

　これまでの法律では、新型コロナウイルスのPCR検査が陽性であれば無症状や軽症者でも感染者指定病院に入院することになっていました。無症状や軽症者でも、２週間隔離し、PCR検査が２回陰性でなければ退院できず、退院まで３週間を要しました。４月３日の東京都の新規感染者は97人でしたが、都の指定病院の入院ベッドが700床のうち、軽症者が616人、重傷者が18人入院しており、軽症者がベッドを占めているため、重症者が入院できない状態が起こりました。都立多摩総合医療センターの清水敬樹医師は、「ぎりぎりの状態で働いている。医療崩壊する」と言っていました。

４月22日には、感染者指定病院が満床になったため、多くの自宅療養者が２週間自宅で待機となり、そのまま亡くなる人も出ました。

　先述の政府の専門家会議の提言から、文部科学省は大学病院に新型コロナウイルス感染症患者の受け入れを要請しました。東京医科歯科大学附属病院集中治療部の若林健二郎医師らは、４月２日から受け入れを開始し、11日までに25床用意しました。東京で新型コロナウイルスの感染者が急増する中、受け入れの決断は医療崩壊を防ぐぎりぎりのタイミングでした。東京医科大学病院も、４月10日時点で集中治療室（ICU）のベッド３床と一般病床40床を確保しました。

　そもそも大学病院には、新型コロナウイルスの感染者を積極的に受け入れにくい事情があります。一般の病院で治療が難しい心臓病、難治性のがん、難病などの高度な医療の必要な患者が集まっているからです。

1度目の緊急事態宣言発令

　令和2年4月7日、安倍晋三首相は第1波の新型コロナウイルス感染者の急増を受けて、東京、神奈川、埼玉、千葉、大阪、兵庫、福岡の7都府県に改正新型インフルエンザ等対策特別措置法（特措法）に基づく**緊急事態宣言**を初めて発令しました。この時の期間は、4月7日から5月6日までの1カ月間でした。その後、5月25日まで延長されました。

　首相は4月7日夕方、首相官邸で政府対策本部を開き、新型コロナウイルスの感染症は重篤な肺炎を起こすことがあり、人口が密集する首都圏では感染経路の不明な感染者が急増し、かつ全国的に急速にまん延し、国民生活及び経済に甚大な影響を及ぼすと判断しての発令でした。首相は東京で、新型コロナウイルスの感染者が今のペースで増え続けた場合、1カ月後に8万人を超えて病床数が限界になると危機感をあらわにし、外出自粛で人と人との接触を7〜8割減らせば2週間後には感染者の増加が減少に転じるという試算を紹介しました。国民に不要不急の外出を自粛するよう要請し、会社に行って働くことは禁止できませんが、企業にテレワークなどの活用で出勤者を7割減らすように求めました。一方、社会機能を継続するために、公共交通機関などは維持すると強調しました。

　また、緊急事態宣言の発令により、対象自治体の知事の権限が特措法に基づき強化されました。これにより、知事は学校や映画館などの人が多く集まる場所の使用制限や停止の要請・指示、イベント中止の指示、薬など緊急物質の民間からの強制的な取得が可能となりました。小池百合子都知事は、「今までの法的な根拠がないお願いベースでは限界があった」と述べていました。

　緊急事態宣言に先立ち、4月6日、首相は専門家16人で作る「基本的

対処方針等諮問委員会」に諮問して専門家の意見に耳を傾けていました。決定的な治療薬やワクチンがない中、武漢、ミラノ、ニューヨークのような医療崩壊を避けるべく、緊急事態宣言が発令されました。

初めての緊急事態宣言を受けて

　令和2年4月7日に、初めての政府の緊急事態宣言を受けて、東京都は新型コロナウイルスの感染拡大による病床不足を解消するため、入院している感染者のうち、24時間発熱がなく症状が改善している患者を、都が借り上げたホテルに救急車で移送し、数日〜2週間ほど療養してもらうことに決めました。都は中央区のビジネスホテルの「東横イン東京駅新大橋前」をまるごと1棟借り上げました。12階建てで、208室あり、患者は4階以上の個室に最大で約100人が療養し、外部との面会や、外出はできません。3階はPCR検査用の場所とし、2階に医師1人と看護師2人が24時間体制で滞在、電話で指導しながら検温や健康観察をします。患者は症状がなくなってからPCR検査を受け、2回連続陰性になるとホテルを出られます。

　4月7日の夜、小池百合子都知事は、「3密」が起きるリスクを徹底的に排除することを基準として、休業を要請する施設を決めることにしました。素案では百貨店、理髪店、居酒屋などを休業要請の対象とし、飲食店にも夜間や休日の営業時間の短縮を求めることにしました。

　7日の国会で、西村康稔経済再生担当相は、理髪店やホームセンターは休業要請の対象としていないと発言しました。

　4月8日、緊急事態宣言対象地域の東京、神奈川、埼玉、千葉、大阪、兵庫、福岡の7都府県が住民に外出自粛を要請、対象地域間の移動自粛も求めました。あわせて、全ての道府県が感染拡大地域への移動の自粛を呼びかけ、53％に当たる25都道府県が不要不急の外出自粛を求めました。

　9日、西村経済再生担当相は、理髪店やホームセンターは宣言発令中も事業を継続できると明らかにしました。

　同じく9日、愛知県の大村秀章知事は、緊急事態宣言の対象地区に愛知

県を加えるように政府に要請し、10日に独自に緊急事態宣言を発令、県民に不要不急の外出や移動の自粛を求めました。愛知県の感染者は8日の時点で280人と全国で5番目に多く、4月に入って感染経路の不明な感染者が増加していました。

　10日夕方、吉村洋文大阪府知事は、感染拡大を防ぐために休業要請の対象業種を公表しました。これは東京都と全く同じでした。大阪府内は9日の1日当たりの新規感染者が92人と過去最多で、オーバーシュート（爆発的な患者急増）が起こる手前でした。14日に上記業種の休業要請をしました。

　首相は緊急事態宣言を発令した時に、緊急事態を1カ月で終えるためには、ヒトとヒトとの接触を7～8割減らさなければならないと強調し、11日には、オフィスでの仕事は原則自宅で行うように7都府県に要請しました。また、夜の街（夜の繁華街）の接客を伴う飲食店の利用を自粛するように、全国に要請しました。

　後日談として、新型コロナウイルスの流行の第1波は令和2年2月13日～5月20日で、1日の新規感染者のピークは4月13日の787人でした。一度目の緊急事態宣言は延長されて令和2年4月7日～5月25日であったため、この緊急事態宣言の発令は効果があり、外国のようにロックダウンをしなくて良かったと思います。東日本大震災でも略奪のなかった多くの日本人と同じ人間性で、政府の要請を多くの人が守ったのだと思いました。

8割おじさん

　新型コロナウイルスの流行が拡大し始めた令和2年3月、北海道大学で理論疫学を専門とする西浦博教授は「新型コロナウイルスの流行拡大を防ぐには人と人との接触を8割削減することが必要である」と提唱し、テレビや新聞で「8割おじさん」と呼ばれるようになりました。名付け親は押谷仁東北大学微生物学教授でした。2人は新型コロナウイルスの流行に**戦後最大の危機**を感じて、令和2年2月25日、厚生労働省の「新型コロナウイルス感染症対策専門家会議」（後の「新型コロナウイルス感染症対策分科会」）に参画しました。この日、多くの人に感染させた人は密閉した環境にいたことが分かり、そこでは密集と密接があり、後に「3密」と呼ばれました。

　令和2年4月7日の緊急事態宣言の発令以来、政府は「人と人との接触を最低7割、極力8割減らす」ことを目標に掲げ、それによって、1カ月という短期間での収束を狙いました。これは、西浦教授の「接触を8割減らせば15日で感染者が減り、1カ月で感染を収束させることができる。7割減だと収束するまで2カ月かかり、6割減で、新規感染者が現在と同じぐらい発生し続ける」という試算を根拠にしています。この試算では、感染者、死者が急増した欧州の状況をモデルにし、対策を講じない場合、感染者1人が平均2.5人にうつすと仮定しました。

　4月7日に政府は初めての緊急事態宣言を発令し、4月13日に第1波のピークが来て、5月20日に収束しました。ちょうど1カ月で収束しています。小池百合子都知事、朝野和典大阪大学大学院医学系研究科教授（2021年に定年退職）、岩田健太郎神戸大学大学院医学研究科教授は、西浦教授が感染対策にもたらした成果をたたえました。

　一方、菅義偉官房長官は、4月16日に「西浦教授の試算は厚労省の公

式見解でない」と言っていました。真面目一徹な名官房長官でしたが、い
くら勉強されても、いくら経験されても、新型コロナウイルス感染症の疫
学は理解できない石頭と感じました。後に首相になられましたが、安倍晋
三首相のような柔軟性はないと思いました。

　ただ、素人が疫学を理解するのは、簡単に見えて、実際には勉強だけで
なく、エボラ出血熱やSARS・MERSなど、現地で事態収拾の対応を行っ
た経験等が必要だと思います。その点、安倍首相や小池都知事は専門家の
意見に耳を傾け、優秀な政治家だと思いました。

「ハンマー＆ダンス」

「ハンマー＆ダンス（The Hammer & the Dance）」とは、令和2年3月末に、欧米で活躍する文筆家のトーマス・プエヨ氏により提唱された概念です。感染症の拡大の抑制戦略として、感染経路の分からない市中感染の流行のピークを抑える施策をハンマーにたとえ、一方、経路不明感染者が減ってきたら行動制限を緩和することをダンスと表現しました。この2つを繰り返すことで感染状況をコントロールし、感染制御と経済活動のバランスを取ることを目指しました。すごい発想と思いました。

令和2年5月4日に安倍晋三首相から1回目の緊急事態宣言の延期が発表された後、西村康稔経済再生担当相が、会見で、この「ハンマー＆ダンス」という概念を紹介し、これが日本の新型コロナウイルス対策の基本方針になっています。

ノーベル生理学・医学賞を受賞した山中伸弥京都大学iPS細胞研究所所長が、自身のホームページで、令和2年5月5日に次のように内容を解説しました（私なりに解釈し、一部表現を変えております）。

ハンマー＆ダンスは、急激な新型コロナウイルスの感染増加は医療崩壊をもたらすことから、1日も早く欧州のロックダウン、日本の緊急事態宣言のような、強力な対策で感染者数を徹底的に減らすことが必要であり、このハンマーで叩きのめす強力な対策を「The Hammer」と呼んでいます。しかし、感染がいったん収束しても、対策を緩めすぎると再び感染者が急増する危険がありますので、ハンマーで時間をかせぐ間に、さまざまな備えをし、次の流行に備えることができます。さまざまな備えには、徹底的な検査と隔離、ICUベッドの増床、マスクや防護着の確保等の医療体制の整備、治療薬やワクチンの開発、物理的な距離を取るように人の行動

を変える（3密をさける）ことが含まれます。

　ロックダウンや緊急事態宣言のようなハンマーで叩くことにより、新型コロナウイルスの流行がおさまり、感染者が底をつくと、今度はその間に抑えられていた経済活動を再開して活気を取り戻す。これがダンスだと解説していました。

　ハンマーとダンスを繰り返すことが日本の新型コロナウイルス流行に対する基本対策となり、第1波から第7波までこの基本対策でしのいできました。

　トーマス・プエヨ氏が「ハンマー＆ダンス」の対策を決定する指標として重視していたのが、実効再生産数（Rt）で、1人の感染者が何人に感染させるかという数値です。対策を行わないと新型コロナウイルスのRtは2.5程度と考えられ、5日程度で次の人に感染させることが分かっていますので、5日ごとに2.5倍ずつ対数的に感染者が急増します。ハンマーでRtを0.5程度まで下げて、感染者をできるだけ減らすことが必要です。2.5を0.5に減らすためには、人と人との接触を0.5／2.5＝0.2、即ち80％減らす必要があります。

　一方、ダンスの段階ではRtを1弱（1を超えない）に抑える範囲で経済活動を再開する必要があります。さもなければ、医療崩壊は防ぐことができても、経済が崩壊します。Rtを1未満にするためには、1／2.5＝0.4、即ち60％以上、人と人との接触を減らす必要があります。

1度目の緊急事態宣言の解除

　令和２年４月16日、安倍晋三首相は新型コロナウイルスの感染者が急増しているため、**４月７日に１回目の緊急事態宣言が発令**された東京、神奈川、埼玉、千葉、大阪、兵庫、福岡の７都府県に、新たに北海道や愛知県など40道府県を加えて、全国47都道府県に緊急事態宣言を発令しました。

　さらに５月４日、感染者の減少が十分なレベルでなく、医療現場が逼迫していたため、緊急事態宣言を当初の期限の５月６日から25日間延長して、５月31日までにすると表明しました。

　しかし実際は、５月14日、特定警戒都道府県の北海道、東京、神奈川、埼玉、千葉、大阪、兵庫、京都の８都道府県を除いて、39県の緊急事態宣言を解除しました。

　そして５月21日には、大阪、兵庫、京都で解除、**５月25日に全面解除**しました。

　解除後の外出、店舗営業、イベント開催は、約３週間ごとに段階的に再開し、医療体制を充実し、感染の再拡大に備えながら、約１カ月半の宣言期間中の社会経済活動を立て直します。

　解除の基準は、感染状況（直近１週間の新規感染者数が10万人当たり0.5以下を目安とする）、医療提供体制、PCR検査などの監視体制でした。

　安倍首相は「強制的な外出制限などを行わないで、１カ月半で流行を収束できた。まさに日本モデルだ」と胸を張っていました。

第1波のまとめ

　新型コロナウイルス感染症流行の第1波は令和2年2月13日〜5月20日で、1日の新規感染者数のピークは4月13日の787人でした。

　緊急事態宣言は、4月7日に東京、神奈川、埼玉、千葉、大阪、兵庫、福岡の7都府県に発令されました。期間は4月7日〜5月6日です。4月16日には宣言の範囲を全国に拡大し、5月4日に5月31日まで延長しました。その後、5月14日に北海道、東京、神奈川、埼玉、千葉、大阪、兵庫、京都の8都道府県を除いて解除し、5月21日に大阪、京都、兵庫を解除、5月25日に全面解除しました。

　第1波の1日の新規感染者数は、3月28日に202人と、初めて100人を超えました。4月3日に350人と漸増し、4月11日には714人に急増、4月13日に787人とピークになりましたが、4月14日には485人に急減しました。5月4日が177人、以後100人以下となりました。

　日本国内で初の新型コロナウイルス感染者は、武漢市を訪れ、1月16日に肺炎で入院した中国人の男性でした。1月29日に武漢市の邦人206人がチャーター機で帰国、その後、2月にダイヤモンド・プリンセス号、和歌山済生会有田病院、3月に大阪ライブハウス、京都産業大学卒業祝賀会など、クラスターが続発しました。

　全国各地の病院でも院内感染によるクラスターが発生し、東京、神奈川、埼玉、千葉、大阪、兵庫、福岡の7都府県で医療崩壊の危機になりました。

　台湾や韓国のようなPCR検査体制がない我が国が医療崩壊を起こさな

いよう、**押谷仁東北大学教授**はじめ、新型コロナウイルス感染症対策専門家会議のメンバーは、夜遅くまでカップラーメンをすすりながら、知恵をしぼっていました。

　２月初め、その対策として、①37.5℃以上の発熱、呼吸症状、肺炎のある人、②２週間以内に武漢市に滞在していた人、③２週間以内に武漢市への渡航歴と発熱、咳がある人等と接触した人のために、専用の「帰国者・接触者外来」及び「帰国者・接触者相談センター」を設置しました。

　２月17日に厚生労働省は、患者が一度に医療機関に殺到して欧州のような医療崩壊を招くことを防ぐために、①風邪の症状や37.5℃以上の発熱が４日間以上続く、②強いだるさや息苦しさのある人は、「帰国者・接触者相談センター」に電話相談をするように求めました。

　２月25日に**安倍晋三首相**が大規模イベントの自粛を要請、３月20日に新型コロナウイルス感染症対策専門家会議の**西浦博北海道大学教授**が、換気が悪い空間（密閉）、近距離での会話や発声（密接）、手の届く距離に多くの人が集まる（密集）の「３密」を徹底的に避けるよう求めました。

　４月７日に安倍首相は初めての緊急事態宣言を７都府県に発令、４月11日に夜の繁華街で接客を伴う飲食店の自粛を要請しました。その頃、私はたまたま１週間の新規感染者数の合計が倍々に増えているのを観察していましたが、４月21日に前週の合計の4000人が3000人に減少しましたので、ピークが過ぎて、減少に転じたと思いました。そしてその通りに、第１波は４月上旬から救急搬送が急増してきましたが、新規感染者数の減少で収束しました。押谷教授や西浦教授も同じ見方でした。

　テレビのワイドショーで、ウイルス学者のＡ氏とコメンテーターのＢ氏のコンビは、押谷教授や西浦教授を痛烈に非難していました。しかし、外国では、日本の第１波の収束のさせ方を「**ミラクル**」と言って称賛しました。

第2波への準備（第1波と第2波の狭間）

　大阪府の専門家会議の計算によりますと、新型コロナウイルスの第1波（令和2年2月13日〜5月20日）中に大阪府に最も感染が拡大したのは、1回目の緊急事態宣言（4月7日）の10日前となる令和2年3月28日でした。これは、国内の第1波のピークである4月13日から数えて16日前でした。

　大阪、京都、兵庫の3府県は、まだ政府の緊急事態宣言（4月7日〜5月25日）が出されている中、5月16日から、休業要請を大幅に解除しました。それにより、ゲームセンター、パチンコ店、麻雀店、マンガ喫茶、ネットカフェ、映画館、劇場、美術館、図書館、博物館、自動車学校、学習塾、大学が営業を再開しました。政府は、5月21日に緊急事態宣言が続いている8都道府県のうち、大阪、兵庫、京都の3府県の緊急事態宣言を解除しました。

　5月1日、大阪市立十三市民病院（263床）が新型コロナウイルス専門病院として稼働しました。医療崩壊を防ぐため、酸素吸入が必要な中等症患者を専門に入院させる病院に衣替えしました。

　大阪府は、それまで新型コロナウイルスの感染が疑われる人は、①医療機関を受診し、医療機関が保健所に相談、②保健所が必要と判断すれば、③帰国者・接触者外来を受診後にPCR検査を受けるという仕組みでしたが、5月20日以降、上記の②を省いて、保健所を通さずにPCR検査を受けられるようにしました。

　5月25日、大阪府の吉村洋文知事は、第2波でのオーバーシュート（爆発的な患者急増）に備え、ICUなどの重症患者用病床188床を300床に増設することを目標としました。

一方、東京都は、5月15日の対策本部会議で事業者へ休業要請緩和の指標として、①直近7日間で1日の新規感染者数の平均が20人未満、②感染経路の不明率が50％未満、③週ごとの感染者が減少していること等の3指標を基本とした7指標を解除の指標とし、都の「ロードマップ（行程表）」を作成しました。7指標は、①新規感染者数、②感染経路の不明者の割合、③週単位の新規感染者数の増減傾向、④重症患者数、⑤入院患者数、⑥PCR検査の陽性率、⑦受診相談件数等でした。休業要請の緩和にあたっては3段階を経て解除することとし、第1段階は、図書館や美術館を開館する、第2段階は、劇場や飲食店の条件付きの要請緩和、第3段階はリスクの高い施設を除く全ての施設の解除でした。

　5月16日から大幅な緩和に踏み切った吉村大阪府知事の、①直近1週間の感染不明の新規感染者数が10人未満、②PCR検査の陽性率が7％未満、③重症病床使用率が60％未満の3指標を7日間満たすという「大阪モデル」に比べて、「東京モデル」のほうが、時間をかけて段階的に解除することを示し、慎重に判断しているという意見がありました。

　5月26日、東京都は、感染拡大に伴う事業者への休業要請を緩和する「ロードマップ」を改定しました。国が新たな指針を示したことを受け、当初は緩和の対象として明示されていなかったスポーツジムやカラオケ店、バーの緩和時期を前倒ししました。

　5月25日に政府の緊急事態宣音が解除された時点で、東京都は、図書館などが再開できる第1段階に入っていました。新しい行程表では、スポーツジムの再開を第2段階に入れ、映画館などと同様に6月1日に再開を認めます。カラオケ店やバーは、パチンコ店などとともに第3段階に入ります。政府が5月25日に指針を示したので、第3段階については、都も歩調を合わせました。

　一方、感染リスクの高いライブハウス、スナック、キャバクラ店など、接待を伴う飲食店については国が新たな指針を示すのを待って決めることにしました。

第1波緊急事態宣言解除後
1カ月でクラスターが発生

　令和2年6月25日で、第1波の緊急事態宣言が解除されて1カ月になります。この間（5月25日〜6月24日）、新型コロナウイルスの感染は全国的には収束傾向が見られるものの、都市部の一部で特定の場所や会合で5人以上の感染者が確認されるクラスター（集団感染）が発生しています。

　5月25日〜6月24日の1カ月における全国の新規感染者は1397人で、半数以上の748人を東京都が占めています。都内ではこの1カ月間に、13カ所でクラスターが発生し、ホストクラブなどの接待を伴う飲食店の関係者等「夜の街」や、パーティーなどの会食での発生が目立ちました。

　北海道小樽市では、6月24日、飲食店で昼間にカラオケをした利用客等9人のクラスターが見られました。道内で「昼カラオケ」の感染事例は他にも3カ所で確認されています。

　クラスターが全国27カ所で発生し、この1カ月で100人以上の規模のクラスターが発生したのは、東京、福岡、北海道、神奈川の4都道県で8割を占めています。一方、東北、九州の17県では感染者がゼロで、21県で1ケタ台でした。

「大阪モデル」、経済重視で新基準に変更

　令和2年7月4日の読売新聞に以下のように記載されていました。

　令和2年7月3日、新型コロナウイルスの拡大に備えた休業要請・解除などの大阪府独自基準である「大阪モデル」の新たな基準が決まりました。「経済重視」を鮮明にし、医療関係者からは「感染予防の観点から容認できない」と批判を浴びましたが、吉村洋文大阪府知事は、感染症専門家6人で作る「専門家会議」は助言機関であり、最後に社会に対して責任を負うのが政治、行政の役割だと、進言を無視しました。吉村知事は、「難しいチャレンジだ」と意気込んでおり、一か八かの選択をしているかのように見えました。

　新基準は7月中旬に正式決定を予定していましたが、吉村知事の意向で、急きょ、7月3日に前倒しされました。

　吉村知事は、会議後、記者団に「医療関係の専門家は社会経済のことを度外視して意見をする。それでいいと思うが、最後に社会に対して責任を負うのが政治、行政の役割だ」と強調しました。しかし、吉村知事が、新型コロナウイルス感染症に関する政治判断に間違いがあっても責任を取ったことはありません。

　新たな「大阪モデル」は、①②③の3つの基準について、いずれも直近7日間の平均で、①感染経路の不明者の前週からの増加比を、旧基準の「1以上」から新基準は「2以上」に緩和、②感染経路不明者の数を、旧基準の「おおむね5人以上」から新基準は「10人以上」に緩和、③新規陽性者の発生状況を、旧基準の「PCR検査における陽性率が7%以上」から新基準の「新規陽性者が直近7日間で120人以上かつ後半3日間で半数以上」に変更しています。

　旧基準では、①〜③のうち、1つか2つを満たすと（①のみでは該当せ

ず）、新世界の通天閣や万博記念公園の太陽の塔に黄信号が点灯しました
が、新基準では①〜③の全てを満たさなければ、点灯しません。さらに、
旧基準では①〜③の全てを満たすと赤信号が点灯しましたが、新基準では
黄信号が点灯してから25日以内に重症病床使用率が70％以上に達した場
合、あるいは国が緊急事態宣言を発令すれば赤信号の点灯を検討するとい
う厳しいものとなり、もっと早く点灯しなければ予防にならないと思いま
した。「大阪モデル」は、私には複雑で理解し難いものでした。

大阪・東京の第2波の始まり

　令和2年7月9日、大阪府で約2カ月ぶりに30人の新型コロナウイルス新規感染者が確認されました。この日の感染者数は、国内が350人で、そのうち東京が224人でした。

　大阪では、6月後半に目に見える形で増加に転じ、第1波中の3〜4月との大きな違いは感染者の世代構成でした。府によりますと、3月20日〜4月17日に判明した感染者956人のうち、18歳〜30代が42％、40〜50代が55％と多数を占めていました。この時期は、大阪市内のナイトクラブや、飲食をしながら歌や踊りを楽しむショーパブなどでクラスターが発生しました。

　一方、第2波に入る前の6月14日から第2波の初期の7月8日までの129人では、18歳〜30代が78％と若者が増加し、129人のうちの半数は感染経路が不明でしたが、行動履歴を聞き取りますと、特定の店を利用しているのではなく、**夜の繁華街でバーなどの飲食店に訪問歴のある人や、その関係者に多い傾向が見られました。**

　前述したように、7月9日の東京の新規感染者数は224人で、政府が1回目の緊急事態宣言を発令していた4月17日の206人を上回って過去最多となり、7月3日に経済を重視して医療緩和した吉村洋文大阪府知事とは逆に、都は医療体制を強化する必要があると判断し、病床数を現在の1000床から2800床まで増やす方針を決めました。

　7月10日の読売新聞によりますと、都内の感染者224人のうち、30代までの若年層が183人と8割を占めています。**接待を伴う飲食店の従業員や客など「夜の街」関連が74人、そのうち感染が広がっている新宿エリアの感染者が52人でした。**都は、この日、専門家等を交えたモニタリング会議を開き、専門家からの「感染が、接待を伴う飲食店だけではなく、職

場や会食など多岐にわたっており、高齢者層への拡大にも備えるべし」との進言を採用していました。

　このような中、政府は7月10日から、コンサート、プロスポーツなど屋外、屋内ともに入場者が5000人規模のイベント開催を認める決定を出しました。

国や都に都保健局が歌舞伎町の
感染状況のデータを教えていない

　令和2年10月20日の読売新聞によりますと、令和2年6月7日、小池百合子都知事が、**都福祉保健局が「ない」としていた夜の街の感染状況データを、厚生労働省のクラスター対策班から取り寄せ、それを見て危機感を強めました**。前日、歌舞伎町ホストクラブで12人の集団感染が判明、第1回緊急事態宣言解除後の歌舞伎町における初のクラスターでした。**「夜の街」のクラスター発生が第2波の勢いを増していきました。**

　6月7日、内閣官房と厚生労働省が御膳立てし、小池都知事は、西村康稔経済再生担当相と協議しました。小池都知事は、「保健所に問い合わせても反応がない」「都に保健所から情報が上がってこない」といらだち、国も夜の街の異変を感じながらも、実態がつかめないことにいらだちをつのらせていました。歌舞伎町のある新宿区、池袋のある豊島区も加わり、複数回協議され、7月10日に、①感染者の出ていない店も含めた夜の街での戦略的なPCR検査、②感染防止指針の順守徹底と支援金給付を含めたメリハリのある感染防止対策、③保健所を補完する新拠点（第2保健所）などの感染対策三本柱を公表しました。

　東京23区のある保健所長は、「4月7日の政府による東京など7都府県を対象とした1回目の緊急事態宣言発令後、銀座や六本木では店を閉めるところが多かったが、**歌舞伎町のホストクラブや風俗店は営業を続けていた。5月には歌舞伎町が危ないという話が出回っていた**」と語っていました。

　西村経済再生担当相と小池都知事による感染対策三本柱の③は、歌舞伎町を抱える新宿区保健所の支援拠点に、新宿区内に第二保健所を開設し、多忙な区保健所に代わり一部の陽性者の感染経路の追跡調査や健康観察に

当たるという**名案**でしたが、**保健所が土日返上、平日も深夜まで忙殺され
ているのに**、第二保健所の都職員は定時に帰っており、区と都の連携もう
まくいっていませんでした。厚労省幹部が全国から保健師を集めて第二保
健所に派遣すると、座る場所がないと門前払いされたということです。

東京のホスト、沖縄へ団体旅行

　令和2年10月20日の読売新聞によりますと、小池百合子都知事や西村康稔経済再生担当相が新型コロナウイルス感染拡大の最大の源である**歌舞伎町のホストクラブ**の対策を協議している間にも、令和2年7月10日、都内の**夜の街**関連の感染者は最多の110人に膨れ上がりました。

　7月11日、菅義偉官房長官が講演で、新型コロナウイルスの全国的な感染拡大は、圧倒的に「東京問題」があると言っても過言ではないと述べました。

　沖縄県医師会の田名毅常任理事は、7月の上旬から中旬にかけて、新型コロナウイルスに感染した**東京のホスト**らが、那覇市の繁華街・松山地区に団体旅行をし、ウイルスを持ち込んだ結果、7月下旬に松山地区の飲食店などで新型コロナウイルスの感染者が相次いで確認されたと述べました。

　これではまるで、感染動物から未感染動物へのウイルスの感染実験をしているようです。

　「**夜の街**」は新型コロナウイルスの感染源となり得ます。感染拡大の兆候をつかむ体制の整備が急務でした。

Go To トラベル

　Go To キャンペーンとは、令和2年4月7日に政府が打ち出した、1兆6794億円の補正予算を充て、旅行、飲食、イベントなどを喚起する政策で、①Go To トラベル、②Go To イート、③Go To イベント、④Go To 商店街の各キャンペーンの総称です。

　Go To トラベルは、観光需要の回復のために行われました。

　インバウンドに支えられてきた観光関連事業（就労人口400万人以上）が、新型コロナウイルスの流行により受けた打撃が大きかったため、Go To トラベルに補正予算が投入されました。

　Go To トラベルは、令和2年7月22日から「東京発着」を除外して始まり、旅行代金が35％割引かれます。宿泊旅行の場合、割引額は1人1泊当たり1万4000円、日帰りの場合は1人当たり7000円が上限です。

　上記に加えて、10月からは観光施設、土産物店、飲食店、交通機関で使えるクーポン券を発行しました。クーポン券の額は、旅行代金の15％分で、上限額は宿泊旅行の場合に1人1泊当たり6000円、日帰りの場合は1人当たり3000円です。

　両方合わせると50％が国の予算で支払われます。

感染状況と感染の深刻度を判断する指標

　令和２年８月５日の読売新聞によりますと、８月４日、政府の新型コロナウイルス感染症対策分科会が検討する新型コロナウイルスの**感染状況**をあらわす指標案が判明し、療養者数や病床の逼迫状況など６項目の指標で感染状況を判断しました。分科会が検討する感染状況をあらわす指標案は、①人口10万人当たりの療養者数、②病床の逼迫具合、③PCR検査の陽性率、④新規感染者数、⑤感染経路が不明な人の割合、⑥直近１週間とその前の週の感染者数の比較等を示しました。

　大都市圏ではこれら以外に、⑦救急搬送が困難な件数、⑧発症から報告までの日数の２項目が加わり８項目となります。

　また、**感染の深刻度**についても、感染の散発段階から爆発段階までを①感染ゼロ散発のステージ、②感染漸増のステージ、③感染急増のステージ、④感染爆発のステージの４段階に分けて判断されることとしました。それらに基づいて、各知事に効果的な対策を講じてもらい、医療崩壊を防ぐのが目的です。

　各ステージの詳細は次のようになります。

　ステージ１＝感染ゼロ散発段階：感染者が散発的に発生している状態

　ステージ２＝感染漸増段階：感染者が徐々に増加し、医療提供体制に負荷がかかる状態

　ステージ３＝感染急増段階：感染者が急増し、医療提供体制に支障が起きている状態

　ステージ４＝感染爆発段階：爆発的な感染拡大が起きて、医療提供体制が機能不全の状態

　分科会では、感染が急増している「ステージ３」に入ったと判断するた

めの指標の数値を以下の通りに示しています。

　感染状況の指標の①入院患者、宿泊施設、自宅療養者らの数が10万人当たり15人以上、②病床の逼迫具合が、全体の患者向けの病床数か重症患者用の病床数が最大確保できる５分の１以上埋まっているか、その時点で確保している病床の４分の１以上埋まっている場合、③PCR検査陽性率が10％以上、④新規感染者数が、１週間で10万人当たり15人以上、⑤感染経路不明な人の割合が50％に達する、⑥直近１週間の感染者数が前の週より多い。

　さらに、感染が爆発的に拡大している「ステージ４」に入ったと判断するための指標の数値として、以下の通り示しています。

　感染状況の指標の①入院患者、宿泊施設、自宅療養者らの数が10万人当たり25人以上、②病床の逼迫具合が、全体の患者向けの病床数か重症患者用の病床数が最大確保できる半分以上埋まっている場合、③PCR検査陽性率が10％以上、④新規感染者数が、１週間で10万人当たり25人以上、⑤感染経路不明な人の割合が50％に達する、⑥直近１週間の感染者数が前の週より多い。

　分科会の尾身茂会長は「指標の数値は目安で、機械的に判断するものではない」と強調しながらも、これを参考にして、「爆発的な感染拡大に至らないよう、ステージ２か、ステージ３で止められるように国や都道府県が早めに総合的に判断し、対策を採ってもらいたい」と述べました。

第2波の大阪

　第2波は、令和2年7月1日から始まり、ピークは8月7日の1600人で9月7日までとされています。

　7月20日、吉村洋文大阪府知事は、「第2波の入り口にいる。感染者の年代傾向が第1波と異なり、第1波ほど深刻でない」と述べました。この日の大阪の新規感染者数は49人で、10〜30代が77.5％を占め、そのうちの33％が感染経路不明でした。

　7月23日、新規感染者は全国で981人と急増し、入院患者も再び増えて、直近10日で倍増しており、入院の受け入れ体制の整備が急務となっていました。この日の東京都の新規感染者数は366人で、7月に入って急勾配に増加し、入院患者数は964人と、6月20日の204人の5倍に増えていました。都は2800の病床を確保する方針で、この段階で重症者用100床も含めて2400床まで確保できていました。

　大阪は第2波で、7月12日から黄信号が点灯していました。7月31日に大阪の新型コロナウイルス対策本部会議で、ミナミ（難波・道頓堀・千日前）の一部の飲食店などの営業時間を午後8時までに短縮するよう要請しました。このエリアで大阪の半数の新型コロナウイルス感染者が発生しており、キタ（梅田・北新地）の3倍でした。キャバレー、ホストクラブ、ナイトクラブ、居酒屋には8月5日までに「感染防止宣言ステッカー」を貼ってもらい、府の要請に応じた店には1日2万円、最大30万円の協力金が支払われました。協力金の申請は全て自己申告で、ステッカーを貼る店が急増しました。

　8月19日に舘田一博日本感染症学会理事長は、学会の冒頭で「まさに今、第2波のまっただ中にいる」と挨拶しました。また「第2波の感染者数は第1波を超えているが死者は少ない」と指摘し、「学会として、重症

者の命を守り、医療現場の混乱を回避し、感染者らの差別を防ぐことが目標だ」と語りました。

　8月18日、大阪府は新規感染者の8月5日のピークが過ぎても、重症者が急増し、警戒感が高まっていました。府内の重症者は、8月1日の時点の20人から約半月後の17日に70人と3倍以上になり、他都市に比べて突出していました。1つの要因となるのが重症化リスクの高い高齢者施設や病院でのクラスターが目立ち始めていたことでした。7月下旬に3カ所の高齢者施設でクラスターが見られ、8月に入り、さらに9カ所確認されました。府の担当者は、「重症者が大阪の現状で最大の課題」との認識を示しました。今後の懸念は病床不足で治療が十分にできない医療崩壊に陥ることでした。

　府の重症者用病床使用率は8月17日の時点で37.2％、大阪モデルの医療崩壊の基準の70％に対してまだ余裕がありますが、8月1日から約半月で25％以上も上がっていました。

　ちなみに、厚生労働省の重症者の定義は①人工呼吸器装着、②ECMO（体外式膜型人工肺）を装着、③集中治療室で治療中、のいずれかに該当する患者とします。

　大阪は、これに準じている一方、東京は③を含めていませんので、東京のデータは大阪と比較できません。

　8月19日、大阪府は新型コロナウイルス対策本部会議を開き、急増する重症者の対策として、リスクの高い高齢者施設の職員や入居者に感染の疑いがあった場合、優先的にPCR検査を受けられるように決めました。

　大阪府では、6月14日〜8月18日の重症者の8割以上が60歳以上でした。そのために、約3500カ所の高齢者施設でのPCR検査について、相談から実施まで4〜5日かかっていたところ、即日実施できる体制を目指しました。検査センターも26カ所から8月中に36カ所に増設しました。茂松茂人大阪府医師会長は、「高齢者は、PCR検査やその結果を待つ数日が命取りになる」と言っていました。

8月22日、西浦博京都大学教授は、1人の感染者が何人に感染させるかを示す「実効再生産数」が、8月上旬より増加から減少に転じる「1」を下回ったと述べました。

　8月24日、1日の新規感染者数が国内で489人となり、500人を下回るのは7月20日以来35日ぶりでした。東京は95人で、100人を切るのは7月8日以来1カ月半ぶり、大阪府は60人で7日ぶりに100人を切りました。

　大阪府の8月の死者数は44人で、1カ月間の死者が5月の1カ月間の死者の42人を上回り、最多となりました。24日時点の大阪府の重症者は67人で、重症病床使用率は35.3％となりました。高齢者に感染が広がったためと思われます。

　8月28日、安倍晋三首相が持病の潰瘍性大腸炎が悪化し辞任を表明、9月16日に7年8カ月の長期政権に終止符を打ちました。コロナ対応によるストレスと思われます。名だたる世界のリーダーの多くが、コロナ収束に見通しがたたず、失敗をしている中、**安倍首相は専門家の意見に耳を傾け、優秀なリーダーでした。大変ご苦労様でした。**

　8月4日、西村康稔経済再生担当相が「盆中の帰省を慎重にするように」と国民に呼びかけたにもかかわらず、菅義偉官房長官が「県をまたぐ移動を控えようと言っているのではない」と水を差し、閣僚の発言もちぐはぐでした。

　8月25日、テレビ朝日の「羽鳥慎一モーニングショー」で、以前に岡田春恵氏と息の合った解説をされていた人気コメンテーターの玉川徹氏が「新型コロナウイルスの新規感染者が減っているのは暑いから」と明言されていました。私は、第2波の収束は、それだけでなく、コロナ対策に協力した多くの人の努力によるものもあったと思っています。

第3波

　第3波は、令和2年11月11日から令和3年2月6日までとされています。ピークは令和3年1月8日で、1日の新規感染者数は7958人でした。

　緊急事態宣言は、1月7日に1月8日から2月7日までの1カ月間で発令されました。2月2日に3月7日まで延長、そして3月5日に3月21日まで2週間再延長され、3月21日に全面解除されました。

　令和2年11月11日、新型コロナウイルス対策を検討する厚生労働省の助言機関は、感染状況について「11月以降に増加の傾向が強まっている」との見解を示しました。11月11日の新規感染者数は国内は1547人でした。東京都は317人で、8月20日以来、約3カ月ぶりに300人を超えました。大阪府は256人で、8月7日の255人を超えて過去最多でした。日本医師会の中川俊男会長は、11月11日の記者会見で、「全国的に感染者が増加しており、第3波と考えてよい。政府は感染防止のために先手を打ってほしい」と述べました。

　東京都の新規感染者数は、令和2年12月31日に1337人と最多を記録し、年明けの1月5日は884人でした。

　令和3年1月5日、全国の1日の新規感染者数が4915人、重症者は771人といずれも過去最多を更新しました。そのうち、東京と埼玉、千葉、神奈川の1都3県の新規感染者数が全国の約半分を占め、事態は深刻でした。

　東京都では確保している病床使用率が86％に達していました。第1波に比べ死亡率は下がっていましたが、高齢者の入院が増え、長期化し、緊迫した状況が続く医療現場は、早急に感染抑制をするように切望しまし

た。西村康稔経済再生担当相、小池百合子都知事、吉村洋文大阪府知事が、口やかましく年末年始は自宅にいるようにと言っておりましたが、感染者は20〜50代が多く、飲食の場面が主因でした。

　実際、東京のある繁華街の夜10時、新型コロナウイルス感染拡大防止のための営業時間短縮要請に従えば閉まっているはずのバーの店内には、カップルや若い男性が入り、マイクを握って大合唱していました。

　1月6日、新型コロナウイルスの新規感染者数は、全国で5997人、東京都1591人、大阪府560人とさらに最多を更新しました。年末年始の1週間に、東京都内で入院先や療養先が決まらず調整中となった感染者は、延べ3000人を超えました。12月5日までの1週間に受け入れ先が決まらず自宅待機になった感染者は延べ745人でしたが、1カ月後の1月2日までの1週間は4倍の、延べ3056人に増えていました。

　1月5日、安倍晋三元首相のあとを継いだ菅義偉首相は、7日に専門家でつくる基本的対処方針等諮問委員会の議論を経て、東京、埼玉、千葉、神奈川の1都3県に緊急事態宣言の発令を決めました。

　対処方針案で示したのは以下の通りです。

　飲食店などに午後8時までの時短営業を要請し、酒類の提供は午後7時までとする。店側が応じない場合は、新型インフルエンザ等対策特別措置法（特措法）に基づいて指示を行い、店名などを公表する。時短要請に応じた店舗に対しては、自治体による協力金を年末年始に支払われていた1日当たり最大4万円から増額して最大6万円支払い、うち8割を国が負担する。中小企業者への支援策として「持続化補助金」の再給付を検討する。スポーツやコンサートなどのイベントについては、感染拡大地域で年末年始に限って人数制限の上限を5000人とするように求めていたが、これを継続する。企業にはテレワークを推進し、出勤者数の7割減を目指し、さらに午後8時以降の勤務も抑えるように要請。

　菅首相は、1月7日、**緊急事態宣言を発令しました**。期間は1月8日か

ら２月７日までの１カ月間です。１都３県の感染状況が、最も深刻なステージ４にあたり、ステージ３に下がることを解除の目安としました。宣言の基本的対処方針は上記の通りで、観光支援の「Go To トラベル」は一時停止となりました。

　その後、緊急事態宣言は、２月２日に３月７日まで延長、３月５日には３月21日までさらに２週間延長し、３月21日に全面解除されました。

　この間、大阪府では、新規感染者が11月22日に最多の490人を確認し、11月27日に大阪市北、中央区の居酒屋などに営業時間の短縮を要請しました。12月３日に重症病床使用率が７割に迫った時は、「大阪モデル」の赤信号を点灯させ、12月16日に時短要請エリアを大阪市全体に拡大しました。さらに12月25日には、時短要請の期間を延長しましたが、８割の事業者が協力し、これらのことが、１カ月後の感染抑制につながっていると推測されます。府の年末年始の１日の新規感染者数は200〜300人台で推移しており、年明け以降は300人を下回っていました。府ではこのまま１月中旬に140人まで減少すると試算していました。

　しかし、大阪の医療現場では厳しい状況が続き、府内の重症者は年明け１月４日に171人と過去最多で、重症病床使用率は72.5％でした。重症者が減らないのは、感染者に高齢者が多いのが一因で、大阪府内の高齢者施設や病院でクラスターが多発していました。

　１月４日、吉村知事も、「感染の急拡大はなんとか抑えられている状態だ。現時点で政府に緊急事態宣言の発令を要請するつもりはない」と明言しました。しかし、１月６日に大阪府の新規感染者数が、560人まで跳ね上がり、過去最多を更新しました。首都圏とは状況が違うと思っていましたが、想定外の衝撃的な数字でした。クリスマスや年末の飲食が影響していると考えています。

　大阪府では年末から20〜30代の１日の新規感染者数が増加し、１月６日の陽性者560人中、20代が138人と最多で、続いて30代が83人でした。

重症病床使用率は70.3％、即座に使用できる病床（運用病床）の使用率は79.4％でした。

　ある病院では、「一般病棟の９割が埋まっているので入院させられない。回復期の患者の受け入れ先が見つからないので、中等症の患者が退院できない」と言っていました。

　感染がこのまま拡大すると、府の医療体制が危険な状態に陥ると思われました。

　１月７日、吉村洋文知事は、政府に緊急事態宣言の発令を要請する考えを示しました。兵庫県の井戸敏三知事、京都府の西脇隆俊知事も同日、要請を検討し、１月９日に３府県合同で要請する見通しとなりました。

　新規感染者数が最多を更新した１月６日の翌日の、１月７日の新規感染者数は国内7568人、東京都2447人、大阪府607人とさらに増加していました。

　１月12日の政府与党連絡会議で菅首相は、緊急事態宣言の対象区に大阪、京都、兵庫、愛知、岐阜、福岡、栃木の７府県を13日から追加することを決めました。期間は２月７日までとし、１月13日に発令しました。

　２月５日の国内の新型コロナウイルスの感染者数は2371人、重症者は前日から15人減少していました。東京都の新規感染者数は577人と、１日当たりの新規感染者数で、８日連続1000人を下回りました。大阪府の新規感染者数も209人と減少し、重症病床使用率は65.7％と１カ月ぶりに７割を切りました。

　大阪府の緊急事態宣言の解除要請の基準は、①直近１週間の新規感染者数が１日300人以下、②重症病床使用率が60％未満のいずれかを７日連続達成した場合で、２月２日以降、①を４日間連続で満たしており、８日に達成する可能性があります。

　前述の通り、第３波は２月６日で収束しましたが、引き続き緊急事態宣

言は継続し、令和3年3月4日の読売新聞によりますと、菅首相は、3月3日、新型コロナウイルス対策として東京と埼玉、千葉、神奈川の1都3県に発令中の緊急事態宣言について2週間程度の延長が必要ではないかと述べ、3月7日までの期限を3月21日までに再延長する考えを表明しました。

　首相は、再延長の理由として4都県の病床が逼迫していることをあげました。4都県の3月2日の感染状況は「ステージ3」でしたが、千葉県の病床使用率は「ステージ4」に迫っていました。諮問委員会の尾身茂会長ら専門家は、感染力の強い変異ウイルスが拡大しているので、再延長するように勧めました。

　3月18日に、政府はようやく首都圏1都3県に発令している緊急事態宣言を3月21日で全面解除することを決めました。

新型コロナウイルス流行の初期対策に成功した国と失敗した国

■ 新型コロナウイルス流行の初期対策に成功した国

1位	台湾	感染者	675人	死者	7人
2位	ニュージーランド	感染者	2059人	死者	7人
3位	アイスランド	感染者	5392人	死者	26人
4位	シンガポール	感染者	5万8218人	死者	29人
5位	ベトナム	感染者	1347人	死者	35人

■ 新型コロナウイルス流行の初期対策に失敗した国

1位	アメリカ合衆国	感染者	1354万人	死者	26万8045人
2位	ブラジル	感染者	634万人	死者	17万3120人
3位	インド	感染者	946万人	死者	13万7621人
4位	メキシコ	感染者	111万人	死者	10万5940人
5位	イギリス	感染者	163万人	死者	5万8545人

新型コロナウイルスの初期感染対策が成功した国の対応

　台湾は、ほかの国が新型コロナウイルス（SARS-CoV-2）を脅威として受け止める以前に武漢市からの渡航者を検査し、隔離しました。テクノロジーを駆使して早期に感染者の追跡システムを作りました。

　ニュージーランドは、すみやかに全国健康調整センター（NHCC）を設立し、法律に基づいて感染が疑わしい症例の報告を医療従事者に義務付けました。国内の感染者数が102人、死者0人の時点で国境を封鎖しました。

　アイスランドは、保健当局が迅速に行動し、感染経路を徹底的に追跡する専門チームを結成しました。給与の100%がカバーされる寛大な休業補

償制度を作り、隔離の必要な人々が安心して自宅に留まれるようにしました。ロックダウンは実施していません。

　ベトナムはほかの国より数カ月前から水際対策を強化していました。また、２カ月間の学校閉鎖を行いました。

新型コロナウイルスの初期感染対策が失敗した国の対応

　アメリカは、前大統領のドナルド・トランプ氏が、WHOが推奨したマスク着用や感染症の追跡システムの導入を拒絶しました。「ほうっておけば、奇跡のように消滅する」など無責任な言動を繰り返しました（専門知識のない政治家がすぐに疫学を理解するのは無理であるにもかかわらず、傲慢で、専門家の意見を無視していました）。

　ブラジルは、死者がアメリカに次いで多かったですがロックダウンをせず、ジャイル・ボルソナロ大統領自ら、首都で開催される「反ロックダウン運動」に参加していました。

　インドは、ロックダウンをしましたが、経済的な救済活動が大幅に遅れたために貧困層で飢餓が広がりました。

　メキシコは、ロックダウンをしたものの、規制があいまいで効果的ではありませんでした。

　イギリスは当初、ボリス・ジョンソン首相が集団免疫を目指していたので、国内の感染者が確認されてから５週間経っても、政府が通常通りの生活を維持させたために対応が遅れ、国内の死者が285人を超した令和２年４月にやっとロックダウンをしました。

　新型コロナウイルスの初期感染対策がうまくいった国といかなかった国の差は、次の３つの有無が考えられます。
①緊急事態宣言のタイミング、国境封鎖や入国時の新型コロナウイルスの検査などの水際対策、感染経路追跡システム等によるウイルス感染の拡大を封じる対策

②休業補償等の経済的な救済処置

③感染の拡大を封じ込めるために積極的に協力するという国民の意識の高
　さ

出典：「THE OWNER」2021年１月24日

※令和２年12月１日時点のデータ。国によって不透明性はありますが、
　大まかな目安にはなります。

第5章

薬とワクチン

新型コロナウイルス・パンデミックに希望の光をともす、ワクチンと特効薬。世界中で、あり得ないスピードで開発・承認され、ワクチン接種がスタートした。ワクチンの構造と承認までの流れを中心に、ワクチン接種に付帯するデメリットであるアナフィラキシーショックについて解説する。

レムデシビル承認と特例承認

　令和2年4月28日の読売新聞に、米製薬会社ギリアド・サイエンシズで、エボラ出血熱治療用に開発中の抗ウイルス薬である「**レムデシビル**」（販売名・ベクルリー点滴静注液）が、新型コロナウイルスの治療薬としての承認を目指し、治験が進められていると書かれていました。米国やドイツで、新型コロナウイルス感染症治療薬として近く承認される見通しで、日本政府も早ければ5月上旬に承認する方針を固めました。海外での承認を前提に、緊急時に国内の審査を簡略化できる医薬品医療機器法の「**特例承認**」制度を適用します。

「特例承認」は、①国民の生命及び健康に重大な影響を与える恐れがある疾病がまん延し、緊急に使用する必要があること、②日本と同等の審査水準がある外国で承認されていることを条件に、通常1年ほどかかる審査期間を短縮して承認できる制度です。

　日本政府は、レムデシビルを重症者向けに使用するように想定していました。

　5月1日、米食品医薬品局（FDA）は、新型コロナウイルス治療薬として未承認の抗ウイルス薬「レムデシビル」の重症者への使用を緊急時に限り認めると発表しました。日本政府も海外の動向を踏まえ、早ければ5月上旬にも特例措置で承認する方針です。

　厚生労働省は5月7日、新型コロナウイルス感染症の治療薬として抗ウイルス薬の「レムデシビル」を特例承認しました。閉塞感のあった医療現場に一筋の光明が見えてきました。

　新型コロナウイルス感染症を発症した症例のうち、80％は軽症のまま経過しますが、20％は発症から7〜10日目前後で呼吸不全を起こし、状

態が悪化します。新型コロナウイルス（SARS-CoV-2）は感染初期に最も増殖し、それに続いて宿主の免疫応答により過剰な炎症反応が生じて重症化します。このため、抗ウイルス薬の効果はウイルス増殖が活発な感染初期に最も期待できます。

　一般名・レムデシビルは、RNA合成酵素阻害剤で、ウイルスRNAの伸長を終結させることで効果を発揮します。新型コロナウイルス肺炎（COVID-19肺炎）の重症化リスクがある症例に、重症化を防ぐ目的でレムデシビルを投与したところ、中等症までの症例において、レムデシビル投与群では対照群と比較して臨床的改善が得られるまでの期間を短縮しました。一方で、既に重症に至った症例では生存率の改善はありませんでした。

　レムデシビルは、初回200mg、２日目以降100mgを１日１回、５日間点滴静注し、症状の改善が認められない場合は10日目まで投与します。

　60歳以上、BMIが30以上、免疫不全、慢性腎疾患、慢性呼吸不全、慢性肝疾患、悪性腫瘍などの重症化因子を背景に持つ、軽症者から中等症Ⅰの新型コロナウイルス感染症（COVID-19）患者を対象に、発症から７日以内にレムデシビルを３日間投与した群と対照群を比較したRTC（PINETREE trial）では、レムデシビル投与が入院、死亡を87％減少させたという報告があります。

　参考：『呼吸器ジャーナル2022』vol.70　No.3　p374、佐藤ルブナ／大曲貴夫

COVID-19のmRNAワクチンと
ウイルスベクターワクチン

　日本で初めて承認された新型コロナウイルス感染症のワクチンは、2021年（令和3年）2月14日に承認された、**米ファイザー製mRNAワクチン**と、それに続く5月21日に承認された**米モデルナ製mRNAワクチン**でした。

　mRNAは、人体のRNA分解酵素で簡単に破壊されるために、mRNAワクチンは構造の改変・最適化をしたのち、分解を防ぐために脂質ナノ粒子（lipid nanoparticle：LNP）で包んでいます。LNPによって、人の細胞内に取り込まれやすくし、筋肉内注射後、筋肉細胞や樹状細胞でmRNAを鋳型としてタンパク質が作られ、生成されたタンパク質の一部をリンパ球に提示し、免疫応答が起こります。また、mRNA自体やLNPの脂質が、アジュバント（ワクチンの効果を高めるために使用する物質）として自然免疫を刺激する働きがあり、免疫誘導を促進します。

　ファイザー製とモデルナ製のmRNAワクチンは、いずれも武漢株のSARS-CoV-2スパイクタンパク質（SP）の遺伝子全体を用いており、生体内にSPに対する特異抗体が誘導されます。また、感染細胞を破壊する細胞障害性Tリンパ球などの細胞性免疫も誘導されます。ファイザー製とモデルナ製は同じmRNAワクチンですが、LNPの組成やRNAの修復方法が異なります。

　mRNAワクチンを3週間あけて2回接種して、接種後の武漢株に対する中和抗体価は、2回目接種後に高い抗体価が誘導され、海外の臨床試験で、発症予防の有効率がファイザー製ワクチンで95％、モデルナ製ワクチンで94.1％という、極めて優れた効果が見られました。

　英国にて、ファイザー製ワクチンのアルファ株に対する発症予防効果は93.4％、デルタ株の発症予防効果は87.9％でした。

mRNAワクチンは強い免疫誘導作用を持ちますが、獲得した液性免疫は接種後に自然に減衰します。ファイザー製ワクチンの2回目接種後、血清中の抗SP抗体価は、6カ月後に約10分の1に低下しました。さらに8カ月後には29分の1に低下し、中和抗体も33分の1に低下したというデータがあります。モデルナ製ワクチンでも、ほぼ同様の抗体の低下が見られると述べられていました。

　ウイルスベクターは、既にエボラウイルスワクチンとして応用されていましたが、アストラゼネカ製の新型コロナウイルスベクターワクチンは、人体内で複製できないチンパンジーアデノウイルスのスパイク（SP）にSP遺伝子を組み込み、人体に筋肉注射をします。

　人の細胞の核内でSP遺伝子からmRNAが作られると、細胞質でタンパク質が合成され、mRNAワクチンと同様に液性免疫と細胞性免疫が誘導されます。

　アストラゼネカの資料によりますと、18〜64歳にアストラゼネカ製ワクチンを接種した時の武漢株に対する中和抗体価は、初回が65.4、2回目は185.7でした。初回接種から2回目接種までの間隔の有効率は6週未満の間隔が55.1％で、12週以上間隔をあけると81.3％でした。我が国の添付文書では、接種間隔は4〜12週と広く定められており、8週以上の間隔をあけるように推奨しています。

　また、英国の症例対照研究で、デルタ株に対する発症予防効果は、2回目接種後2〜9週で66.7％でしたが、20週以降では47.3％に低下しました。

出典：西順一郎「COVID-19ワクチンの有効性と安全性」
『呼吸器ジャーナル2022』vol.70　No.3　p412-420

世界でmRNAワクチンの接種開始

　米国ジョンズ・ホプキンス大学の集計によりますと、世界の新型コロナウイルス感染者数は、2020年（令和2年）11月25日の累計で6000万人を超え、その後2週間余りで1000万人増えて、12月11日には7000万人を突破しました。1日当たりの新規感染者数は、米国が最多の約1580万人で、インドが約980万人、ブラジルが約680万人と続き、米国を中心に感染拡大が生じています。

　2020年（令和2年）12月2日に英国政府は、先進国で初めて、米国より9日早く、米製薬大手ファイザー社と独製薬企業ビオンテック社が共同開発した新型コロナウイルスmRNAワクチンを承認しました。ファイザー社によりますと、約4万3500人が参加した最終段階の臨床試験で95％の予防効果があり、深刻な副作用はありませんでした。英国政府は、2021年末までに4000万回分の供給を受ける予定で、介護施設の入居者や職員、80歳以上の高齢者、医療従事者に優先的に接種します。

　同年12月11日、FDA（Food and Drug Administration：米国食品医薬品局）は、ファイザー製のmRNAワクチンについて、16歳以上への接種を認める緊急使用許可を出しました。米国内で新型コロナウイルスワクチンの使用が承認されたのは初めてです。米国政府はこれを受けて24時間以内にワクチンを全米各地に出荷し、12月14日には全米各地でファイザー製のワクチン接種が始まりました。米バイオ企業モデルナ社も新型コロナウイルスmRNAワクチンの緊急使用許可をFDAに申請し、承認されました。

　日本政府は、ファイザー社から令和3年上半期に1億2000万回分（6000万人分）の供給を受けることが決まり、2カ月遅れて、令和3年2月17日にファイザー製の新型コロナウイルスmRNAワクチンの接種が始

まりました。**安倍晋三首相**がよく頑張りました。

　令和 3 年 1 月27日の読売新聞によりますと、イスラエルでの保健省が発表したところでは、イスラエルは2020年（令和 2 年）12月20日から 1 日当たり15〜20万人と世界でもダントツのペースでmRNAワクチンを接種し、2021年 1 月25日までに人口923万人の 3 割近い268万人が 1 回目の注射を受け、うち124万人が 2 回目も終えました。同年 3 月末までに16歳以上の全員が 2 回目をすませる予定です。

　英国オックスフォード大学の研究者らの統計によりますと、2021年（令和 3 年） 1 月25日の時点で人口100人当たりの新型コロナウイルスワクチンの接種はイスラエルが44.88回と 1 位で、UAEが26回、英国が10.38回と続いていました。

　イスラエルは、バイオ攻撃に日頃から備える軍が初動し、ワクチン開発の世界の動向を調査し、米ファイザー製が有効なことが見え、政府に採用を提案したのです。ベンヤミン・ネタニヤフ首相はファイザー社のCEO（最高経営責任者）であるアルバート・ブーラ氏と17回電話で直談し、ワクチン接種を受けた人の追跡調査を行い副作用の情報を提供することで、優先的な供与を取り付けました。ファイザー社との契約は800万回分で、それ以外に、米モデルナ製、英アストラゼネカ製を加え、1500万回分以上を契約しました。

中国のワクチン

　令和２年５月23日の読売新聞によりますと、中国の軍事医学科学院生物工程研究所などの研究チームは、中国の新型コロナウイルスワクチンメーカーとして２番目に有名で、優れた技術を持つシノバック・バイオテック社が開発中の新型コロナウイルス**不活化ワクチン**「コロナヴァク」が湖北省武漢市で第１段階の臨床試験を行ったところ、参加者６割から感染を防ぐ可能性がある抗体を確認したと、世界的に著名な英国の医学雑誌『ランセット（The Lancet)』の電子版に発表しました（『ランセット』は査読制があり、世界で最もよく知られ、最も評価の高い雑誌の１つで、最も高いインパクトファクターを有します）。

　論文によりますと、18〜60歳の健康な男女108人を、投与量に応じて３グループ、各36人に分け、安全性と効果を調べました。４週間後、投与量が少ないグループと中間のグループでは各18人（50%）、投与量の多いグループでは27人（75%）に抗体ができていました。重大な副作用はありませんでした。研究チームは既に、500人を対象とした第２段階の試験に入っていると書かれていました。

　中国は、2021年（令和３年）２月、発展途上国向けに、新型コロナウイルス不活化ワクチンの無償援助を始めました。国際的にワクチンが不足する中、途上国の需要に応え、関係強化につなげる狙いでした。中国外務省は、援助の目的について、中国産ワクチンを「世界の公共品にするという習近平国家主席の重要な公約の実行だ」としていました。援助対象は、カンボジア、ラオス、ミャンマー、フィリピン、ブルネイ、パキスタン、スリランカ、ネパール、モンゴル、ベラルーシ、パレスチナ、シエラレオネ、ジンバブエ、赤道ギニアなど、アジア、アフリカ、中東の53の国・

地域です。

　２月１日のパキスタンに始まり、７日にカンボジアのプノンペン空港に到着した時は、フン・セン首相自らが空港でワクチンを受け取りました。

　中国だけでなく世界の新型コロナウイルスワクチンメーカーとして最も有名なのは、中国の国営企業であるシノファームです。同社が開発した新型コロナウイルスワクチン・BBIBP-CoVの第Ⅲ相臨床試験は、アルゼンチン、バーレーン、エジプト、モロッコ、パキスタン、ペルー、UAEで、計６万人が参加し、79％の有効性を示し、WHOが承認しました。

　シンガポールの南洋理工大学のルオ・ダハイ准教授は、ワクチンの有効性は第Ⅲ相の結果を待つ必要があると述べていましたが、中国のワクチンは第Ⅲ相臨床試験の前から、既に100万人に接種されていました。シンガポール国立大学のデール・フィッシャー教授は当時、第Ⅲ相臨床試験を待たずに接種事業を加速させるのは「型破り」だと話していました。

　令和３年６月27日の「デイリー新潮」（新潮社）によりますと、６月上旬、中国は既に全世界に３億6000万回分の新型コロナウイルスワクチンを提供したことを明らかにしました。WHOも、一般の冷蔵庫で保管できるので中国製の不活化ワクチンの緊急使用を承認しましたが、輸入国から「感染防止の効果が疑わしい」との声が高まっていました。

　チリは、ワクチン接種が最も進んでいた国の１つで、９割が中国のシノバック製でした。令和３年２月15日には、全人口1900万人の１割を超える209万人が接種、６月末までに人口の80％に接種して集団免疫を確保する予定でしたが、４月に入ると、国内で再び感染が拡大し、４月19日にはワクチンが入荷しないために在庫が少なくなり、クリニックではワクチンの希望者を断っていました。当初は１回のみの接種でしたが、シノバック製ワクチンを１回接種しただけでは有効性が乏しいことが分かり、４月21日、２回目接種優先に変更しました。６月10日、チリ政府は首都サン

チャゴを**ロックダウン**（都市封鎖）しました。

バーレーンでは、中国のシノファーム製のワクチンの接種率が極めて高いにもかかわらず、感染者が急増し、２回接種した人を対象に米ファイザー製ワクチンの接種を開始しました。

インドネシアでは、中国製ワクチンを接種した数百人の医療関係者が新型コロナウイルスに感染したことが明らかになりました。

ワクチンの接種が進むにつれてマスク着用や社会的距離確保の方針が緩和されている欧米諸国とは対照的に、中国内の移動制限措置などは未だに厳格なままでした。それは、中国政府自身も自国製ワクチンの有効性を信じていないからではないでしょうか。

JPモルガン・アセット・マネジメントは、６月11日に、「欧米製ワクチンを採用している国々（米国、英国、フランスなど９カ国）では人口の40％以上に接種した後、感染者が大幅に減少したのに対し、中国製ワクチンを採用している国々でワクチン接種後に感染者が減少したのはハンガリー（NATO加盟国内で唯一ロシア寄りの、無期限に首相権限を拡大したビクトル・オルバン首相の強権政治の国）のみで、特にバーレーン、モルディブ、セイシェルで感染拡大が深刻化している」という分析結果を公表しました。

米ファイザー製などのワクチンの有効率が90％以上であるのに対し、中国製ワクチンの有効率は50％程度（WHOが定めた最低水準）と低く、その原因は製造方法にありました。中国企業が開発したワクチンは不活化ワクチンで、つまり熱やアンモニアで不活化したウイルスを体内に投与して抗体をつくるという従来の製造方法によるものでした。これはインフルエンザワクチンなどで使われていますが、インフルエンザウイルスに比べて増殖の速度が遅い新型コロナウイルスでは体内で抗体ができにくく、「新型コロナウイルスには不活化ワクチンの有効性は低い」と判断して、欧米のワクチンメーカーは、不活化ワクチンの製造を採用しませんでした。その後の状況から、その**予測は**正しかったといえます。

新型コロナウイルスワクチンの確保、接種スケジュール

　2021年（令和3年）1月29日、欧州連合（EU）の執行機関・欧州委員会が、EUで生産された新型コロナウイルスワクチンの域外輸出を管理する措置を導入しました。EUが購入契約を事前に結んだ製薬企業に対し、輸入計画の事前申告と許可を製造拠点のある国から得るように義務付けました。これにより、EUに割り当てるべきワクチンと判断されれば、域外に輸出が認められない可能性があります。域内では複数社が世界各国に向けて新型コロナウイルスワクチンを製造しており、日本に影響を及ぼすことも考えられました。

　令和3年2月7日の読売新聞に、EUが新型コロナウイルスワクチンの日本向けの輸出を承認していたと掲載され、日本が目指す2月中旬のワクチン接種開始には、大きな影響が出ない見通しとなりました。承認を受けたのは、ベルギーで製造する米ファイザー製のmRNAワクチンでした。ファイザー製や米モデルナ製のmRNAワクチンは、欧州で製造されたものが日本を含めた各国に供給されることになります。

　一方、令和3年1月28日に英アストラゼネカ社は、新型コロナウイルスワクチンの日本国内での製造販売を2月中に行う承認を厚生労働省に申請しました。4500万人分以上の新型コロナウイルスワクチンを日本国内で生産する方針です。日本政府はアストラゼネカから6000万人分のワクチンを購入し、うち1500万人分が3月末までに供給される契約を結びました。

　令和2年12月に政府は法改正し、新型コロナウイルスワクチンは、新型コロナウイルスのまん延を防ぐために緊急に実施が必要な「臨時接種」としました。国民は、ワクチン接種を受ける努力義務があるとし、接種費用は全額、国が負担することになりました。

令和3年2月5日の読売新聞には、新型コロナウイルスワクチンの接種スケジュールについて、下記のように書かれていました。

(1)接種時期は大きく3段階に分かれ、感染と重症化のリスクの高い人が優先されます。

(2)第1グループは、感染リスクの特に高い医療従事者で、救急隊員、保健所職員、自衛隊員も入ります。

(3)第2グループは、65歳以上の高齢者です。新型コロナウイルスにかかると重症化しやすいからです。

(4)第3グループは、高齢者施設の職員らと心臓病などの基礎疾患のある人を優先し、残りは一般の人でした。

　市区町村が、第2グループには3月以降に、第3グループには4月以降に届くように接種券を発行しました。

令和3年2月17日午前9時に、国立病院機構東京医療センターで新型コロナウイルスワクチンの接種が始まりました。

　2月17日に、国立病院機構など100病院に属する医師や看護師ら4万人を対象とする先行接種がスタートしました。その後の優先順位はこれ以外の医療従事者470万人が対象で、薬剤師、救急隊員、保健所職員らを含む医療従事者が接種します。4月12日から第2グループの高齢者約3600万人の優先接種が限定的に始まり、4月26日に全市町村に広がる見込みです。続いて、第3グループの基礎疾患がある人約820万人の接種が終われば、夏には一般の人の接種が始まる予定です。

　第2グループ以降に接種する人には、市町村が発行する接種券が必要で、対象者の住民票がある住所に郵送されます。高齢者には3月以降に、第3グループは4月以降に届きます。

　高齢者の接種が4月12日から始まり、全自治体で接種が本格化するのは4月26日以降となります。2月26日に**河野太郎行政・規制改革相**は、「65歳以上の高齢者接種に関して、対象者全員分を6月末までに全自治体

に配送できる。対象となる高齢者は3600万人で、米ファイザー製は２回接種が必要なため、約7200万回分が必要となる」と述べました。

　ちなみに当時79歳の私が、大阪府茨木市で１回目に接種した新型コロナウイルスワクチンは、令和３年６月５日、米ファイザー製でした。

筋肉注射マニュアル

　新型コロナウイルスのmRNAワクチンは、筋肉注射により行われます。以下に、その方法を示します。

(1)筋肉注射をされる人は、背もたれの付いたイスに座り、肩峰から上腕までをしっかりと露出する。

(2)肘を曲げず、上肢を自然にだらりと下に降ろし、手のひらが体幹に向くようにする（ここが大切）。

(3)肩峰と三角筋をよく触知しておく。

(4)肩峰と肩峰から4cm（3横指）下の間の三角筋の裏に、三角筋下滑液包が存在するので、この部分の穿刺を避ける。

　従来、教科書に記載されている「肩峰から3横指下」は、腋窩神経が通っているので、この部分に穿刺するのは好ましくない。

(5)肩峰中央から垂直に10cm下ろした三角筋に注射針を刺入する（ここが大切）。

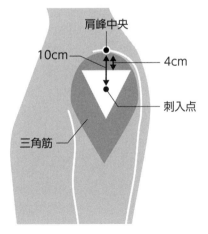

(6)1 mlの注射筒で、25Gの針を使う。皮下注射と異なり、針を垂直に2cm刺入し、針元を0.5cm残す。皮膚をつまみ上げない。血液の逆流は、確認しなくてよい。刺入点より遠位に橈骨神経が走っているので、強い痛みやしびれを訴えた場合は、いったん針を抜く。

(7)筋肉を傷めるので、筋肉注射したあとをもまない。

参考：「筋肉注射マニュアル」奈良県立医科大学附属病院臨床研修センター

　日本では、令和3年3月に上記の「筋肉注射マニュアル」が発表されて
1年後には、医師や看護師が筋肉注射する時に、この方法が浸透していま
した。
　英国では、ボリス・ジョンソン首相が医学生まで駆り出し、怖さを知ら
ずに、三角筋に注射針を乱暴に打ち込むように刺していました。表面に出
ないトラブルがあったと想像します。

　令和4年6月28日の毎日新聞によりますと、滋賀県草津市で、新型コロ
ナウイルスワクチンの集団接種を受けた60代の男性が、接種の影響で
神経を損傷したとして、市が約30万円の倍賞金を支払いました。このよ
うな事例は全国初で、非常に稀でした。
　この男性は、令和3年6月13日、草津徳洲会病院で米ファイザー製の
ワクチンを左腕に接種、翌日から左腕の**痛み**が続き、**注射針が神経に接触
したことによる左腋窩神経損傷**と診断されました。男性は、現在も**しびれ**
は残るが、日常生活に支障はないと言っています。令和4年6月に、市が
男性に治療費や休業補償費など30万9543円を支払う示談がまとまり、27
日の市議会で承認されました。

免疫システム

　免疫とは、自己と非自己を識別し、体内に侵入した非自己（家でいえば強盗、国でいえば侵略戦争の相手、例えばウクライナを侵略したロシア）を攻撃するシステムです。免疫は、自然免疫と適応（獲得）免疫に分かれ、適応免疫はさらにB細胞の体液性免疫とT細胞の細胞性免疫に分かれます。

　ウイルスや細菌等の抗原が侵入した時に、**最初に**マクロファージや好中球等が**非特異的に**抗原を貪食するのが自然免疫です。上陸してきた侵略者に対して、すぐに武器を持って防戦する歩兵のようなものです。

　適応免疫は上記のウイルスや細菌等を貪食したマクロファージから抗原提示（侵略者の情報）を受けた、司令塔のヘルパーT細胞から分化したTh1細胞で産生した生理活性物質のサイトカインを分泌して伝達し、ウイルスや細菌等の抗原が宿主に感染しないように、抗原に**特異的**抗体を作るB細胞の体液性免疫と、同じヘルパーT細胞から分化したTh2細胞がキラーT細胞にサイトカインを分泌し、ウイルスに感染した細胞を**特異的に**破壊するT細胞の細胞性免疫があります。

　伝令兵からの情報を受けた司令官が、ミサイル、戦闘機、戦車、歩兵が一体となって侵略者を攻撃するように指示を出すのと似ています。

　新型コロナウイルスが体内に侵入しますと、上記のような免疫システムが働き、ウイルスが排除されます。

バイタルサイン

　バイタルサインは、人の生命活動における重要な指標で、体温、呼吸、脈拍、血圧を指します。救急医療現場や集中治療室では、さらに意識レベル、尿量の2項目を含めることがあります。

バイタルサインの正常値

	正常値	備考
体温	36〜37℃	35℃以下は低体温
呼吸	12〜18回／分	20回／分以上は救急車を要請
脈拍	65〜85回／分	100回／分以上は頻脈 50回／分以下は徐脈
血圧	収縮期血圧　135mmHg未満 拡張期血圧　85mmHg未満	収縮期血圧が100mmHg以下はショックの緊急治療を行うと同時に救急車を要請
意識レベル	JCS＝0 GCS＝15	GCSが8点以下は重症
尿量	200〜400㎖／回 1000〜2000㎖／日	

　新型コロナウイルス感染症で自宅療養をしている時にバイタルサインを測定して、上記の表の備考に該当すれば、救急搬送を要請します（164ページ参照）。

アナフィラキシーとアナフィラキシーショック
ワクチン接種後の死亡事故

　新型コロナウイルスワクチンを接種した際、まれにアナフィラキシーが起こることが報告されています。アナフィラキシーとは、アレルゲンの侵入により引き起こされるIgE型の全身性のアレルギー反応です。生体内に異物が侵入すると、マクロファージなどの抗原提示細胞を介して、ヘルパー Th2細胞が活性化することにより、サイトカインのIL-4、IL-13が産生されます。この刺激によって、B細胞がIgE産生細胞（形質細胞）へと分化し、特異的IgE抗体が産生され、このIgE抗体のFc部分が肥満細胞、好塩基細胞の表面にあるFcレセプターと結合します。このような状態を感作といいます。この状態のIgE抗体に再び同じ抗原が結合すると、抗原抗体反応が起こり、ヒスタミン、ロイコトリエン、プロスタグランジン、トロンボキサン、ブラディキニンなどの化学伝達物質（chemical mediator）が放出され、血管拡張、血管透過性の亢進、気道平滑筋の収縮、浮腫などが起こり、多彩な症状（後述）が引き起こされます（IgEを介さない場合もあります）。

　それが重篤になり、急激に呼吸困難や循環器不全による血圧低下、意識障害を起こした状態をアナフィラキシーショックといいます。アナフィラキシーショックの主な死因は、**喉頭**浮腫による上気道閉鎖と血圧低下です。**喉頭**浮腫が懸念される場合には、早めに**気管**挿管をし、気道を確保します。さらに、速やかに1000倍希釈のエピネフリン（0.1%アドレナリン注射液、ボスミン）を0.3〜0.5mℓ、筋肉注射します。

　薬剤性アナフィラキシーは、医薬品がアレルゲンとなり、投与直後30分以内に発症するとされていますが、米ファイザー社やモデルナ社の新型コロナウイルスmRNAワクチンでは、注射してから発症するまでの時間の中央値はともに10分で、89％は30分以内に発症していました。100万回

接種当たりのアナフィラキシー発症例は、米ファイザー製が4.7人で、モデルナ製が2.5人と、きわめて稀でした。発症したうち、米ファイザー製は94％、モデルナ製は100％が女性でした。ほとんどが初回接種でアナフィラキシーを発症していました。

■アナフィラキシーの症状

1．前駆症状：口腔内違和感、しびれ感、尿意、便意、搔痒感、悪心、嘔吐、胸部違和感、視野異常、意識障害（興奮、多弁、無欲）

2．皮膚・粘膜症状：①全身性蕁麻疹または紅斑、②局所または全身の血管浮腫、③発疹を伴う全身性搔痒感、④眼瞼結膜の充血

3．循環器症状：①血圧低下（収縮期血圧が90mmHg以下）、②非代償性ショックの症状として、頻脈、毛細血管再充満時間が３秒より長い、中枢性脈拍微弱、意識レベルの低下もしくは意識消失
（循環器症状は、血管拡張によって相対的な循環血流量減少が起こり、かつ毛細血管の透過性亢進により循環血液量が減少し、絶対的な血管内容の減少になる。これらのことから血圧と心機能が低下し、ショックになる。アナフィラキシーに起因する死因の第２位で、第１位は咽喉頭浮腫である）

4．呼吸器症状：①両側肺の喘鳴、②上気道性喘鳴、③唇、舌、口蓋垂、のどの腫脹、④喉頭浮腫による嗄声、呼吸困難、喘鳴、喘息発作、⑤呼吸窮迫即ち頻呼吸、胸鎖乳突筋・肋間筋の使用による呼吸、陥没呼吸、チアノーゼ、喉音発生
（咽喉頭浮腫は、急性上気道閉塞をきたす。口唇、舌、口蓋垂や軟口蓋の血管性浮腫、嗄声、喘鳴、構音障害は気道狭窄の警告症状である）

5．消化器症状：①下痢、②腹痛、③悪心、④嘔吐

■アナフィラキシー時の緊急対応

1．全身に紅斑、蕁麻疹が出現した場合、まず抗ヒスタミン薬を投与し、改善すれば帰宅させる。改善せず、呼吸苦が出現したら、バイタルサ

インを確認し、119番に電話、救急車を要請する。ただちに0.1％ア
ドレナリン注射液0.3〜0.5mℓを大腿外側部に筋肉注射する。

2．喘鳴、嗄声、呼吸困難が出現したら、バイタルサインを確認し、119
番に電話、救急車を要請する。ただちに0.1％アドレナリン注射液0.3
〜0.5mℓを大腿外側部に筋肉注射する。生理食塩水もしくはリンゲル
液5〜10mℓ／kgにメチルプレドニゾロン125mgまたはハイドロコー
トン100mgを入れて、10分間で静脈内点滴注射する。
（アナフィラキシーの主たる死因は、気道浮腫による窒息とショックであ
る。したがって前駆症状を呈して、アナフィラキシーの疑いがある場合
は、口蓋垂や喉頭浮腫による上気道の症状、血圧、バイタルサインを頻回
にチェックする。上気道狭窄や気管痙攣がある場合は、まず純酸素を10ℓ
／分の高流で投与する。嗄声、舌浮腫、喉頭浮腫の症状が認められたら、
ただちに気管挿管する）

3．動悸、冷汗、意識障害、血圧低下が出現したら、アナフィラキシーショ
ックを考えて、バイタルサインを確認し、119番に電話、救急車を
要請する。ただちに0.1％アドレナリン注射液0.3〜0.5mℓを筋肉注射
する。改善しない場合は、5〜10分ごとに反復する。迎臥位に寝か
せて、下肢を30cm上げる。10ℓ／分で酸素を投与する。生理食塩
水、リンゲル液などの等張性輸液製剤を成人で5〜10mℓ／kgを10分
間で点滴静注する。

　令和4年11月25日の朝日新聞デジタル・朝日新聞アピタルによります
と、愛知県愛西市の集団接種会場で、オミクロン株などに対応した米ファ
イザー製2価ワクチンを接種した直後に、40代女性が呼吸困難に陥り、
その後意識を失い、死亡した問題で、県医師会の柵木充明会長は、アナフ
ィラキシーが考えられたが、アナフィラキシー対応の注射を打つ処置は行
われていなかったと話しました。私は、会場にいる医師の最も重要な役割
がなされていないと思いました。

救急蘇生法

　新型コロナウイルスワクチンを注射して、アナフィラキシーショックを
起こし、意識がなくなって、突然に呼吸停止、心停止の状態になった時
に、その機能を回復させ、生命を維持しようとする方法を解説します。

■ 心臓マッサージ

1. 意識がなく、倒れている人に、大きな声で「大丈夫ですか」と声をか
   ける。
2. 応答やしぐさがなければ「119番に通報して救急車を呼んでくださ
   い。AEDを持ってきてください」とまわりの人達に声をかける。
3. 胸部と腹部の動きを見て、普段通りの呼吸をしているかどうか確認す
   る。
4. 呼吸が止まっている場合はた
   だちに心臓マッサージを行
   う。
5. 胸骨の下１／３の部分に、両
   手を重ねて１分間に100〜
   120回の速さで、絶え間な
   く、強く、胸骨を圧迫する。
   乳幼児の場合は、指２本で圧
   迫する。

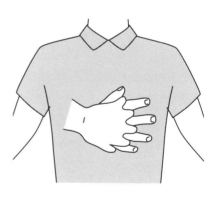

■ 人工呼吸

1. 心臓マッサージをする人と、人工呼吸をする人が、１人ずつ必要。
2. 人工呼吸をする人は、傷病者の顎の先端を指先で持ち上げて気道を確

保し、もう1人の人が心臓マ
ッサージを100〜120回／分
の速度で30回するたびに、
1回に1秒かけて、傷病者の
口の中に空気を吹き込む。

3. 口と口が直接接触しないよう
   に感染防具を間にはさむ。

4. ただし、新型コロナウイルス
   の流行時は、成人に人工呼吸
   はしない。

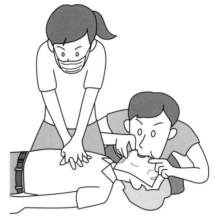

AEDの使い方

　AED（Automated External Defibrillation：自動体外式除細動器）は、心停止した心臓に電気ショックを与えて心臓の拍動を正常に戻す救命具です。AEDのフタをあけると電源が入り、音声ガイドに従って電極パッドを装着し、操作すれば、一般の人でも簡単に使用できます。

■ 使い方

1．即時型（Ⅰ型）のアレルギー反応で、動悸、冷汗、意識障害が見られると、全身の臓器のアレルギー反応によるアナフィラキシーショックの可能性が高い。まず、大声で助けを求めて、人を集める。1人はバイタルサインを見て、もう1人はAEDを取りに行く。他の1人は救急車を呼ぶ。

2．バイタルサインを確認する。バイタルサインとは人間の生命活動の重要な指標であり、呼吸、体温、脈拍、血圧のほか、意識レベル、尿量を含めることがある。

　成人で、呼吸数の正常値は1分間に12〜18回で、20回以上だと頻呼吸で救急車を呼ぶ必要がある。

　体温の正常値は36〜37℃で、35℃以下だと低体温。

　脈拍の正常値は65〜85回／分で、100回／分以上が頻脈、50回／分以下が徐脈。

　意識レベルは、名前を言えるか、名前を呼んで目を開くか、痛みに反応するかなどで3段階を見る。

　血圧の正常値は130／85mmHgとされ、収縮期血圧が90mmHg以下はショックの緊急治療を行う。

3．「大丈夫ですか？」と声をかけて反応がなかったり、呼吸が止まって

いたり、脈がなければ、ただちに心臓マッサージと人工呼吸を行い、AEDの到着を待つ。

4．AEDが到着したら、フタをあけると自動的に電源が入るので、あとは音声ガイドに従って操作すればよい。皮膚がぬれている場合は水分を拭き取り、2カ所に電極パッドを貼る。図示されている通りに、1カ所は右上胸部の**右鎖骨下に**、もう1カ所は、**左下わき腹**に貼る（心電図の標準肢誘導のⅡ誘導と同じ）。パッドとパッドが重ならないようにする。逆に貼っても問題ない。

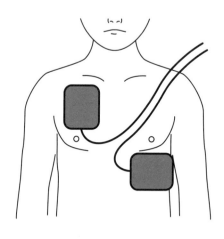

5．「体にさわらないで」と音声が出て、心室細動なら自動的に動く。心停止をしていたら「電気ショックが必要です」と音声ガイドが出て、倒れている人から**10cm離れて**点滅しているボタンを押す。

AEDは市役所、駅、体育館、図書館、スーパー等に置いてあります。

エピペンとアレルギーの分類

　新型コロナウイルス感染症と直接は関係ありませんが、食物アレルギーの児童が学校給食で死亡する事故がありました。そんな時の救命具の1つであるエピペン®を紹介します。

　遠足に来た子どもの1人がスズメバチに刺されて意識がもうろうとし、ぐったりしている。I型（即時型・アナフィラキシー型）のアレルギー反応のアナフィラキシーである。
　さあ、どうする！

　すぐにエピペンでアドレナリンを大腿外測部に注射します。エピペンは0.15mgと0.3mgがあり、体重が15〜30kgの子どもには0.15mgを、体重が30kg以上の人には0.3mgを注射します。医者ならボスミン1mgと1mℓの注射器を携帯し、体重1kg当たり0.01mℓを注射します。エピペンは医療行為ですが、処方された本人、保護者、教職員は緊急時に打つことができます。エピペンの使い方は難しくありませんが、講習を受けていないと戸惑うので、1度講習を受けておくと良いでしょう。
　エピペンは学校給食における食物アレルギーの事故に対応するために、学校にも常備されています。

■ エピペンを打つべき症状
　1．消化器症状：繰り返し吐き続ける
　　　　　　　　　我慢できない腹痛が持続する
　2．呼吸器症状：のどや胸がしめつけられる
　　　　　　　　　声がかすれる

　　　　　　　犬が吠えるような咳が出る

　　　　　　　強い咳き込みが持続する

　　　　　　　ゼーゼーと喘鳴がある

　　　　　　　息がしにくい

　　３．全身の症状：唇や爪が青白い

　　　　　　　脈が触れにくい、不規則

　　　　　　　意識がもうろうとしている

　　　　　　　尿や便をもらす

■ エピペンの副作用

動悸、頭痛、めまい、不安、振戦（ふるえ）、過敏症、吐き気・嘔吐、熱
感、発汗など

■ エピペンの使い方

１．仰向けに寝かせて、足が動かないように患者の太ももの付け根と膝を
　　しっかりと押さえる。

２．ケースカバーのキャップを開けてエピペンを取り出す。

３．オレンジ色のニードル（針）カバーを下に向け、利き手の５本の指で

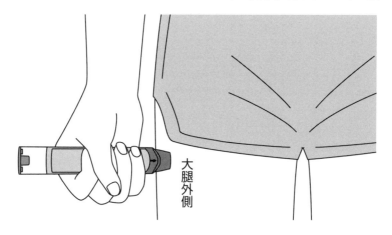

大腿外側

エピペンの筒を握る。

4．エピペンの筒を握ったまま、青色の安全キャップをはずす。

5．注射する位置は、太ももの付け根と膝の線の中央で、真ん中より少し
　　外測。ズボンの上からでもよい。

6．エピペンの先端の、オレンジ色の部分を注射する面に直角に当てる。

7．**「カチッ」と音がするまで強く押し当て、そのまま5秒数える**（すぐ
　　に抜かない）。

8．使用後、ニードルカバーが伸びていることを確認する。

　アレルギーは、外来抗原に対して特異的に起こる抗原抗体反応が、過剰
に起こることで身体に害を与えてしまう状態をいいます。抗体や免疫細胞
の反応の仕方から、Ⅰ型からⅤ型に分類されます。

　Ⅰ型アレルギーは、**即時型・アナフィラキシー型**で、IgE抗体によって
起こります。アレルゲンが生体に侵入し、抗原提示細胞を介してヘルパー
Th2細胞が活性化すると、サイトカインのIL-4、IL-13が産生され、B細
胞が形質細胞に分化し、IgE抗体を産生します。そのIgE抗体のFc部分が
肥満細胞や好酸球のFcレセプターに結合した状態を感作といいます。そ
して再びアレルゲンが侵入した時に、感作された肥満細胞上に結合した
IgE抗体と結合すると、細胞内にシグナルが送られ、細胞内の顆粒が放出
されます。この顆粒の中にアレルギー反応を起こすヒスタミン等の生理活
性物質が含まれています。

　ヒスタミンは、血圧降下、血管透過性亢進、平滑筋収縮、血管拡張、腺
分泌促進などのアレルギー反応を引き起こします。

　Ⅰ型アレルギーで引き起こされる疾病に、アナフィラキシー、花粉症、
気管支喘息、アトピー性皮膚炎、食物アレルギー、蕁麻疹、薬物アレルギ
ーなどがあります。

Ⅱ型アレルギーは、組織障害型で、**自己の細胞表面分子を抗原と認識
し、IgG、IgM抗体（自己抗体）**が産生され、この自己抗体が自己の細胞
と結合し、補体が活性化され、自己細胞が破壊されます。

　自己細胞に自己抗体が結合して、自己抗体のIgG抗体のFc部分が、Fcレ
セプターを持つマクロファージやNK細胞などと結合し、標的細胞を障害
する抗体依存性の細胞障害もⅡ型アレルギーに含まれます（自己抗体＋自
己細胞＋マクロファージ）。

　Ⅱ型アレルギーで引き起こされる疾病には、自己溶血性貧血、グッドパ
スチャー症候群、重症筋無力症、橋本病（慢性甲状腺炎）、特発性血小板減
少性紫斑病などがあります。

　Ⅲ型アレルギーは、Ⅱ型アレルギーのような細胞表面に対する抗体でな
く、（血液や組織間液の）**体液に溶けている自己タンパク質の可溶性物質を
抗原として認識**し、抗原抗体反応を起こした**免疫複合体**が血流に乗って補
体と結合し、血管内皮細胞を壊して好中球が呼びよせられ、リゾチームを
放出し、血管が破壊されます。

　Ⅲ型アレルギーで引き起こされる疾病には、血清病、全身性エリテマト
ーデス、急性糸球体腎炎などがあります。

　Ⅳ型アレルギーは、**遅延型アレルギー・ツベルクリン反応型アレルギー**
で、侵入した特異抗原がマクロファージを介して、その抗原と特異的に反
応する**感作ヘルパーTh1細胞**に抗原提示され、感作ヘルパーTh1細胞か
ら細胞障害性T細胞（キラーT細胞）、マクロファージ、好中球を活性化す
るサイトカインが分泌された結果、周囲の組織が障害されます。

　Ⅳ型アレルギーで引き起こされる疾病には、接触性皮膚炎、移植片対宿
主病などがあります。

第6章

第4波・大阪医療崩壊と第5波・東京医療崩壊

後手にまわる対応、経済活動とのバランス、新たな変異ウイルスの登場……ついに大阪と東京で医療崩壊が起こる。そして感染後の後遺症も徐々に明らかになり、医療現場にさらなる混乱を巻き起こしていった。第4波と第5波を振り返る。

第4波・大阪医療崩壊

　令和2年11月11日から令和3年2月6日頃までに起こった第3波では、病院に患者があふれ、入院できない患者が続出し、感染力の高い英国型変異株の流行による第4波が懸念されていました。

　その第4波は、令和3年3月23日に始まり、6月14日に収束しました。

　新型コロナウイルス（SARS-CoV-2）の英国型変異株（アルファ株・N501Y）は、肺胞細胞のACE2との結合が従来株より5倍も強く、体内のウイルス量は3倍で、第4波は第3波の3倍の速さで全国に拡大しました。感染力は従来株の1.9倍、死亡率は1.6倍、重症者は1.5倍で、しかも突然に重症化します。また、飛沫量が多く、「密接」だけで感染し、不織布マスクや換気が必須でした。屋外でもマスクをはずして会話をすれば1m以内で感染します。子どもや若者にも多く感染し、子どもは重症化しませんが、感染源になりました。

　大阪では、令和3年1月中に1％、2月下旬に30％台、3月6日に36％、3月27日に66％が英国型変異株に入れ替わっていました。3月16日までの国内の英国型変異株の感染者の4分の1は20歳未満でした。3月15日から21日までの1週間の新規感染者数は431人で、その70％が英国型変異株でした。さらに、4月3日までの2週間は、73.7％が英国型変異株でした。

　令和3年3月17日に、日本国内で初めての英国型変異株による死者が大阪府で出ました。3月18日までの大阪府における変異ウイルスの感染者数は124人で、全て英国型変異株でした。このような中、政府は2回目の緊急事態宣言を3月21日に解除しました。**大阪府の吉村洋文知事は経済を重視し、その21日前の2月28日に既に解除していました。**その際に

は、大阪府が独自に作成した緊急事態宣言を解除する規約を守って解除していましたが、早く規制緩和した分、リバウンドも早く起こりました。英国型変異株を含む感染拡大はあっという間に広がって、第４波の大阪医療崩壊につながり、解除から１カ月後の４月５日にはまん延防止等重点措置に戻りました。英国型変異株の感染力の強さが、従来株を目標に作成した大阪府の規約を上回ったための流行です。規約をあらかじめもっと厳しく修正しておくべきでした。英国型変異株流行は、国よりも大阪府で拡大していましたので、ハンマー＆ダンスの原則からしても、大阪府は緊急事態宣言の解除を国よりも遅らせるべきであったと思います。大阪府が国より早く解除したのは逆効果で、大阪の医療崩壊は府の責任だと思いました。火中（感染拡大）の栗（経済再生）を拾いに行くようなものでした。

　また、**吉村知事が３月１日に重症者用の病床を３割減らすように通知したことも、第４波で大阪が医療崩壊した原因の１つと考えられています。**

　５月12日の読売新聞によりますと、第４波では、大阪府において重症者が第３波の３倍の速度で増加し、４月13日には238人となり、大阪府が確保している重症用の227床を超えていました。そのため、重症患者が軽症・中等症病床で治療を受ける事態が１カ月以上続きました。入院が必要な患者が２人いるのにベッドが１つしかなく、どちらを選ぶか、というところまで現場は追い詰められていました。がんなどの本来緊急性が高いはずの手術も止まり、大阪市では、救急車の受け入れ先が決まらず、現場に１時間以上とどまった事例が４月19日から25日の間に225件もあったと報じられています。

　令和３年５月１日の読売新聞では、大阪府で新規感染者が1043人、死亡が計41人でした。**重症者**は過去最多の**412人**で、うち68人が軽症、中等症の病床で治療を受けていました。大阪府が確保している**重症病床361床に対する重症病床使用率は実質118％**になりました。

　５月２日の「NHKスペシャル」では、大阪の惨状が伝えられていまし

た。中河内救命救急センターではコロナ専用の10床が埋まっており、電話が鳴りっぱなし、50代の男性は中等症病院から運び込まれてすぐに心肺停止し、2日後に亡くなりました。中等症のコロナ専用病院の十三市民病院では、5人が重症で急きょ酸素吸入装置を導入し、人手がとられて中等症の患者がこれ以上入院できない状態となりました。入院治療が必要でない人を150人受け入れている大阪市内の宿泊療養施設では看護師が4人いますが医師はおらず、怖いのは容態の急変です。この日は4人が突然に重症化して呼吸困難に陥り、遠隔で医師の指示を仰ぎながら、酸素吸入し、救急車を呼びましたが、到着したのは2時間後でした。大阪府では、この時点で入院待機中の人は3000人、自宅療養者が1万6000人いました。**自宅**で死亡した人は計11人でした。

5月4日の「大下容子ワイド！スクランブル」（テレビ朝日）では、保健所に電話してもつながらない、自宅療養者に届くはずの食料が届かない、初めて保健所から電話があると「10日たっているのでもうサポートしない」と言われたなどといった、保健所の「目詰まり」を報じていました。

また、都道府県が確保した病床のうち患者が使用（入院）している割合を示す**病床使用率**は、感染状況を分析するために政府が設定した「6指標」の1つで、毎週1回更新していました。50％以上は、最も深刻な「ステージ4」の水準です。5月11日時点の病床使用率は、20府県で50％以上になり、大阪と石川がともに82％まで上昇していました。さらに、5月16日から緊急事態宣言が発令される岡山など5県が70％台、13府県で50〜60％台でした。

感染力が強く重症化しやすい英国型変異株の流行によって、関西では3月、首都圏で4月から従来株との置き換わりが本格化し、5月9日の時点で全国の新規感染者の90％以上を英国型変異株が占めていたとされています。英国型変異株の感染拡大に伴い病床使用率が上昇しました。

5月10日、立憲民主党代表の枝野幸男氏が、衆議院予算委員会で、第

4波の新型コロナウイルス感染拡大による大阪府の病床逼迫に関し、「一番悪いのは**大阪府知事だ**」と非難のうえ、「2度目の緊急事態宣言が解除されたあとの3月1日に重症用の病床確保数を3割減らす通知を出して、**重症用の病床が不足したからだ**」と指摘しました。

　実際に大阪府は、わずか1カ月で医療崩壊し、全国最多の死者を数えました。

第4波・3回目の緊急事態宣言

　政府は新型コロナウイルス流行の第4波に対して、令和3年4月1日に、4月5日から5月5日まで、大阪、兵庫、宮城の大阪、神戸、西宮、尼崎、芦屋、仙台の6市に限定してまん延防止等重点措置を集中して適用することを決めました。しかし、その後も感染が拡大したため、4月25日から6月20日まで東京、大阪、兵庫、京都に3回目の緊急事態宣言が告示されました。

　新型コロナウイルス流行の緊急事態宣言に準ずる対策が可能となるまん延防止等重点措置の要請の内容は、下記の通りです。

(1)飲食店では、①午後8時までに営業時間を短縮（酒類の提供は午後7時まで）、②マスクを着用しない客の入店禁止、③アクリル板の設置、④CO₂センサーの設置、⑤カラオケの利用自粛

(2)住民には、①マスク会食の徹底、②不要不急の外出の自粛

(3)イベントは、参加人数5000人以下

　大阪府にまん延防止等重点措置が適用された2週間後の、4月20日における大阪府の新規感染者数は1153人と過去最多で、感染拡大が続き、医療の逼迫の度合いが深刻な状態になっていました。重症病床の運用率及び感染経路の不明者の割合がステージ4になり、爆発的な感染拡大及び深刻な医療提供体制の機能不全を避けるための対応が求められました。この日の午後、吉村洋文大阪府知事は対策会議を開き、まん延防止等重点措置では効果が不十分なため、緊急事態宣言の発令を政府に要請すると述べました。

　大阪府が国へ要請すると決めた3回目の緊急事態宣言の内容は、以下の通りでした。

①全ての飲食店を休業要請の対象とし、酒類の提供を禁止する。応じた店には協力金を出す。

②デパート、テーマパークも休業要請の対象とする。

③イベント開催は中止または延期を要請する。

④学校は休校しない。

　4月23日、政府は感染が拡大し続ける東京、大阪、京都、兵庫の4都府県に新型インフルエンザ等対策特別措置法に基づく**3回目の緊急事態宣言を発することを決めました**。感染が広がりやすい飲食店に的を絞った従来のやり方を大きく転換して、幅広い休業要請によって、大型連休中の人の流れを止めることを目指しました。**発令期間は、4月25日から5月11日の17日間**で、菅義偉首相は短期集中していったん人の流れを止めるための強力な措置を講じると強調していました。

　5月7日、政府は、病床が極めて厳しい危機状態の大阪、兵庫、京都と、「大阪のようになりかねない」という東京の4都府県に対し**発令中の緊急事態宣言を5月31日まで延長**し、さらに、新規感染者が増え、病床が逼迫している愛知、福岡を追加することを決めました。

　菅首相は、緊急事態宣言の効果で大型連休中に人の流れは減少したものの、緊急事態宣言発令中の4都府県の新規感染者数はステージ4のままで、緊急事態宣言の延長は不可避と判断しました。ちなみに、病床逼迫具合の指標のステージ4の基準は、病床使用率が50％以上、重症病床使用率が50％以上、人口10万人当たりの新規感染者数が1週間に25人以上等で、この時点の大阪は、92％、100％、79人でした。

　一方で、政府は延長に合わせて対策を緩和し、休業要請の対象を見直しました。飲食店の営業は午後8時までとし、酒とカラオケの提供は引き続き自粛を求め、利用客に酒を持ち込まないように呼びかけました。大型商業施設も午後8時までの営業を認め、これまで無観客で開かれていたスポ

ーツなどの大規模イベントは5000人を上限としました。ただし、人の流れを減らすため、企業などには出勤者の7割削減を続けるように要請し、経済団体には、企業のテレワークなどの実施状況の公表を呼びかけました。

　5月27日夜、菅首相は新型コロナウイルスの感染状況について「東京、大阪などで減少傾向は見られるものの、全体として予断を許さない状況だ」と述べました。内閣官房の5月26日時点のまとめでは、9都道府県（東京、大阪、兵庫、京都、愛知、福岡、北海道、岡山、広島）の新規感染者数は、京都、兵庫を除き、ステージ4のままでした。
　政府は、5月28日、新型コロナウイルス対策として東京、大阪など上記の**9都道府県に**発令中の緊急事態宣言を、さらに**6月20日まで延長**することに決めました。このうち東京、大阪、兵庫、京都の4都府県は**再延長**となります。

　5月26日時点の大阪の、1週間の人口10万人当たりの新規感染者は、ピークだった5月1日から約3分の1に減少しました。100％を超えていた重症病床使用率は、51％に下がりました。しかし、いずれもまだステージ4を脱していませんでした。
　令和3年5月20日の読売新聞に掲載されていたグラフを見ますと、1週間の人口10万人当たりの新規感染者のピークは、大阪で5月1日前後の約90人に対し、東京は5月中旬頃に約40人と半分以下でした。重症者数は、大阪で5月初旬に約300人でしたが、東京では5月中旬に87.5人と大阪の26分の1でした。東京は、大阪の英国型変異株の流行を見て、緊急事態宣言等、素早く対策したのが良かったのかもしれません。

第４波・医療崩壊した
大阪市の保健師の板挟み

医療崩壊した第４波の大阪では、令和３年５月前半に、自宅療養者が１万5000人と第３波のピークの５倍を超え、感染者の10人に１人しか入院できない状態が生じました。そんな時に、感染者を医療機関につなぐ窓口として24時間体制で働いている保健師の１人に読売新聞の川崎陽子氏が取材し、令和３年５月23日の読売新聞に以下のように記載していました。

　　　＊

保健所は、感染者の容態を確認して、入院の必要性を判断し、病院と入院の調整をしている大阪府の「入院フォローアップセンター」につなぐ役割をしています。保健所内で保健所長を交えた会議で優先順位を決めて、「入院フォローアップセンター」が府内18カ所の保健所があげた情報を集約して各病院に伝達し、入院の受け入れ先の病院をさがします。

保健師は、医師が感染確認時に初期症状、基礎疾患の有無を書いた「発生届」を手元に置きながら、電話で発熱の状況、食欲の有無、息苦しさ等を丁寧に聞き出します。高齢者は息苦しさなどの自覚症状がないまま悪化することがあります。また、「しんどい」という自覚症状は人によっていろいろなため、保健所が感染者に配布しているパルスオキシメーターで血中の酸素濃度を測り、95％以上なら自宅療養を継続、93％なら要入院と入院の目安にしています。

入院が必要だという人を５人候補にあげて、入院できたのは１人だけの日もありました。高齢者なら確実に入院できた時期もありましたが、今は厳しいです。保健所内の優先順位が１位でも数日間待たされ、順位が低いと連絡が来ないままのこともありました。いつ順番が来るか分からないので、それまで「頑張ってください」と励ますしかありませんでした。電話口で感染者や家族から不安やいらだちをぶつけられることもしばしばあり

ました。「**いつ病院に入れるのか**」「**死んだらどうしてくれる**」と怒鳴られ、心情は理解できても、心に傷跡が残り、疲れます。

　夜間当番の日は、緊急対応用の携帯電話を持ち帰り、帰宅後も気が抜けません。入院が必要なケースでは最低２、３時間、救急隊やフォローアップセンターとのやりとりが続き、時には一晩に３件、４件と重なることもあります。どの職員も家族に負担をかけ、家庭では子どもの寝顔しか見られない。保健師は入院待ちの感染者とフォローアップセンターとの板挟みでつらい立場でした。

　　　　＊

　この他にも保健師には濃厚接触者の確認や社員が感染した事業所への連絡等の職務があり、「**目詰まり**」と攻撃されていた保健所も、突然に慣れない仕事がふりかかり、大変なようでした。

第５波の始まりと変異ウイルスについて

　英国型変異株（アルファ株・N501Y）の流行による第４波の緊急事態宣言が再延長された頃の**令和３年５月28日の読売新聞に**、インド型変異株（デルタ株・L452R）について既に下記のように記載されていました。

　　　＊

　感染者数の今後の動向を左右しそうなのが、インド型の変異ウイルスです。WHOによりますと、令和３年３月後半から、インドで感染者が急増し、既に世界約60カ国の国・地域に広がっています。日本は、厚生労働省の集計で、空港検疫で160人、７都府県で29人確認されています。感染経路不明な人が現れ、水際対策が正念場でした。

　政府は５月28日以降、インドなど６カ国からの帰国者が指定施設で待機する日数を６日から10日に延ばし、すり抜けを減らすようにしました。インド型を国内で検出するPCR検査も始めました。

　英国型変異ウイルスは、日本従来型ウイルスの1.3倍の感染力がありましたが、インド型変異ウイルスは、**英国型変異ウイルスの1.5倍の感染力**があります。５月28日の記者会見で、国立感染症研究所の脇田隆字所長はインド型変異ウイルスが英国型変異ウイルスに置き換わる可能性がかなり高いと述べました。

　米ファイザー製ワクチンの２回接種で、インド型変異ウイルスの感染による発症が88％減少すると報告されました。横浜市立大学でも、２回接種した人の97％にインド型変異ウイルスに対する抗体が確認されました。

　インド型変異ウイルスは現在３タイプあり、L452Rという変異が共通しています。

　　　＊

　新型コロナウイルスは３万個の塩基からなり、１年に21個の塩基が置

換するという変異が起こっています。ウイルスゲノム（ウイルスの遺伝情報のDNAまたはRNA）に何らかの変化が生じると「変異」といい、ウイルスのゲノム上にある塩基に起こる何らかの変化を「進化」ととらえます。

　ウイルスは常に突然変異を起こしており、ゲノムが1つでも別の塩基に置き換わると変異株になります。WHOは、主な変異ウイルスが公衆衛生に与える影響の大きさから、VOC（懸念される変異株）、VOI（注目すべき変異株）、VUM（監視している変異株）の3段階に分けて国際的な監視体制をとっています。VOCに指定されている新型コロナウイルスには英国型アルファ株、インド型デルタ株、オミクロン株等があり、これらの変異株は、新型コロナウイルスのスパイク（突起）タンパク質の変異です。日本で、令和3年3月から6月に流行した第4波の新型コロナウイルスの流行株は、英国由来のN501Y変異のアルファ株で、大阪が医療崩壊しました。N501Y変異は、新型コロナウイルスのスパイクタンパク質の501番目のアミノ酸のN（アスパラギン酸）がY（チロシン）に変わり感染力が増し、感染すると症状が悪化しました。

　令和3年7月から10月に流行した第5波の流行株のインド由来のデルタ株は、L452R変異株で、東京が医療崩壊しました。L452R変異は、スパイクタンパク質の452番目のアミノ酸のL（ロイシン）がR（アルギニン）に変わり、それまでの従来株、アルファ株と比べて最も感染が拡大し、世界のほとんどの地域で流行しました。感染すると入院するリスクが高く、VOCに位置付けられています。

西浦博京都大学教授の
第5波のピークの予測

　ワクチン接種が十分に行き渡るまでは、ハンマー＆ダンスが日本の新型コロナウイルスの対策の基本と思います。ダンスの時に気を抜かず、世界の流行状況を観察し、次の流行を正確に予測し、重症者用ベッド数を用意する等、次の対応（ハンマー）を計画することが大切です。

　第3波において、吉村洋文大阪府知事は、英国で流行していたアルファ株の恐ろしさを認識しておらず、ハンマーを辛抱せず、早めにダンスに興じたため、その分早く英国型変異ウイルスと戦闘状態になり、3月23日の第4波突入後は準備不足で大阪が医療崩壊しました。戦争なら1個師団壊滅というところでしょうか。

　そんな中、感染力が従来株に比べて1.95倍、アルファ株に比べて1.5倍強いインド型の**デルタ株**が、令和3年4月頃にインドで爆発的に感染が拡大すると、6月には英国に急拡大し、世界約60カ国の国・地域に広がっていきました。日本では、4月20日に**東京都内で**初めて確認されました。

　西浦博京都大学教授は、**6月9日に**、オリンピックやデルタ株を加味しないで、第4波と同じレベル（1人当たりの二次感染者数である実効再生産数が1.71）の感染拡大が起こったとして予測すると、7月28日時点で東京の65歳以上の高齢者の、新型コロナウイルスワクチンの2回目接種率は70％となり、それらを踏まえて第5波の感染拡大のピークは8月中旬であると予測しました。ちなみに実際の第5波のピークは8月27日で2万4200人と、西浦教授の予測通りでした。

　6月24日に、テレビ（カンテレ「めざまし8」）で西浦教授は、7月23日には、流行株の70％がデルタ株に置き換わると予測しましたが、本当に東京で7月30日に70％がデルタ株に置き換わっていました。また、同放送で、6月24日当時の英国では60％の人がアストラゼネカ製新型コロナ

ウイルスワクチンの2回目接種を終えており、新規感染者の99％はデルタ株の感染で、ワクチン接種をしていなかったと述べました。

　このことから、東京もワクチンを接種していない若者がデルタ株ウイルスに爆発的に感染することが予想されました。そしてその予想通り、オリンピック開会式（7月23日）前後の4連休から、東京ではワクチン接種をしていない多くの若者が繁華街にあふれ、デルタ株に感染し、第5波の爆発的な新規感染者の増加の原因となりました。

第5波・デルタ株・東京医療崩壊

　新型コロナウイルスの英国型変異ウイルス（アルファ株・N501Y）の拡大で大阪が医療崩壊を起こした第4波で、3回目の緊急事態宣言が令和3年6月21日に解除されて1カ月もしない**7月12日に、政府はインド型変異ウイルス（デルタ株・L452R）が拡大する第5波に対して4回目の緊急事態宣言を東京都に発令しました。**

　東京オリンピックが7月23日に開会され、8月8日に閉会しました。

　開会式にあわせて、7月22日と23日を祝日にして、4連休にしました。東京オリンピックは**無観客で**行われたにもかかわらず、この4連休最後の7月23日、渋谷、新宿、上野の各駅の人出は、1年前の4連休に比べて、1～5割増えていました。予想外でした。もう都内の繁華街の人出は止められなくなっていました。高速道路、新幹線、飛行機で、東京から各地に多くの人が移動しました。

　8月9日の読売新聞では、**8月8日の**全国の新規感染者は1万4472人で、6日連続1万人を超えました。重症者数は前日より70人増えて1138人、死者は9人でした。

　東京では8日に4066人感染し、1週間前から1008人増え、1日当たりの感染者が5日連続4000人を超えました。また、入院調整中の人が1万3000人、自宅療養者が1万7000人で合わせて3万人でした。

　8月11日、東京都内の入院調整に関わり、オリンピックでは会場外での災害や事故に対応する「都市オペレーションセンター（COD）」に、50代で呼吸苦を訴えた患者は、血中酸素飽和濃度が90％を割っても入院調整していた医療機関から断られ、119番通報で駆けつけた救急車は搬送先の医療機関を探せないまま現場に6時間以上滞在しました。医療総括を務める山口芳裕杏林大学医学部救急医学教室教授は、「**医療は完全に崩壊し**

た」と述べました。

　8月12日の読売新聞によりますと、全国の新規感染者は1万5812人で、その時点での過去最多となり、9府県も過去最多を更新しました。新規感染者が急速に増加し、首都圏中心に**医療体制が「災害並み」**と警鐘を鳴らしていました。

　東京都では1日の新規感染者が4200人で、直近の1週間の平均では前週から14.5％増えました。重症者も40〜50代を中心に197人と最多でした。自宅療養者が急変し、入院先が決まらず、看護師が急きょ自宅訪問し、酸素濃縮装置を持ち込むような事例もありました。

　政府の新型コロナウイルス感染症対策分科会の尾身茂会長は「自宅療養者の急増はあってはならない」と述べ、東京の人出を半分に減らすように求めました。

　8月13日の読売新聞では、全国の新規感染者数が1万8888人とさらに増え、死者24人、重症者は前日から72人増えて1404人でした。

　東京都でも、新規感染者が4989人と増加、重症者は前日から21人増えて218人となり、入院患者も3668人と6日連続最多を更新しました。80％がインド型変異ウイルスに置き換わっていました。自宅療養者が2万人で、7月31日の1万人から10日間で倍増しました。多くの病院で、重症者に対応する医療スタッフが不足し、新規感染者の受け入れが難しくなりました。救急車の搬送先が決まらない「搬送困難」が各地で急増しました。**小池百合子都知事は「コロナは災害級になっている」**と述べました。

　8月14日に全国の新規感染者数が2万人を超え2万366人に、東京では5773人と増加しました。

　8月17日、NHKの「クローズアップ現代」で、感染の重症者のみを入院させている聖マリアンナ医科大学救急医学の藤谷茂樹教授は、「オリンピックが始まる1週間前は重症用ベッド17床中、患者は6人であったが、オリンピック開幕から短期間で入院待機患者が急増しました。90％は20〜50代で、ほとんどがワクチン未接種者です。インド型変異ウイル

スが検出され、それまでの治療法が通用しませんでした。病床を24床まで増やしましたが、オリンピックが閉会した夜に満床になりました。そのため、さらに34床まで増やしましたが、8月初めにそれらも満床となり、新たな入院を断る事態となりました。今ほど**医療崩壊**を意識させられたことはない」と言っていました。

　経済評論家の植草一秀氏は、医療崩壊の原因の１つとして、令和３年３月後半にインドで感染力の強いインド型変異ウイルスによる感染の急増が確認された時に、ただちに水際対策にかかるべきであったところ、菅義偉首相は５月に対応し始め、L452Rの検出体制を迅速に整備しなかったと述べました。インド型変異ウイルスは、日本では４月20日に東京で初めて確認され、５月28日までに空港検疫で160人、７都府県で291人確認されました。５月28日から国内でインド型変異ウイルスを検出するPCR検査を始めました。２カ月遅いです。

　このように、東京オリンピック・パラリンピックが原因で、東京都は第５波で医療崩壊を起こしました。重症者でも、重症者用ベッドが満床で、入院を断られました。病院外には入院調整者、自宅療養者が合わせて３万人いました。**政府分科会の尾身茂会長**は、東京オリンピックによるデルタ株の感染拡大を最小限に抑えるために、オリンピックの中止または縮小を呼びかけましたが、オリンピック・パラリンピックを大成功させたい**菅首相**との間に確執ができました。首相の役割は国民の命と安全を守ることであるはずです。私は学者として国民の命を守ろうとする**尾身氏の頑張りのほうに共感しました**。結果として、無観客開催となりましたが、無観客であろうとなかろうと、ほとんどの国民はチケットが取れないので、東京オリンピック自体は平等に楽しめました。

西浦博京都大学教授の「人流を50％抑制すると、東京第5波が収束する」という予測

　令和3年8月11日、第5波の東京では医療崩壊が始まっていました。8月11日、東京は1日の新規感染者が4200人、直近の1週間の平均は前週から14.5％増えました。感染者の急速な増加に伴って、重症者が40〜50代を中心に急増し、11日に197人と2日連続で過去最多を更新し、重症者向け病床の使用率は50.3％となりました。医療従事者の確保も難しくなり、これ以上の重症者の対応は困難であるとの声があがっていました。

　8月11日、理論疫学者の西浦博京都大学教授は、厚生労働省の専門家会議で、東京都の今後の新型コロナウイルスの流行を予測しました。それによりますと、日本のデルタ株の再生産数は、従来株より77.6％高いので、1.8倍の感染力を持ち、アルファ株は従来株の1.4倍の感染力を持ちます。65歳以上の高齢者の多くが7月31日までにワクチンを完了し、東京で大阪の第4波と同じレベルの実効再生産数1.71の感染拡大を想定して（185ページ参照）ベースラインを1.7とすると、緊急事態宣言等で実効再生産数が10％しか下がらない1.5の場合は新規感染者の数は増え続けて、8月末には1日3万人を超えると試算しました。また、実効再生産数が30％下がって1.2になった場合でも、新規感染者の数は増え続けて、9月5日には1万人に達すると計算しています。実効再生産数が50％下がって0.85になれば、新規感染者の数は減少に転じるとシミュレーションしています。

　即ち、人流を50％減らせれば第5波は収束するということです。

　政府の新型コロナウイルス感染症対策分科会は、8月12日に東京や大阪の緊急事態宣言が発動されている6都府県に対して、今後2週間で人出を50％減らすことを求めました。

第5波における全国の1日の新規感染者数のピークは8月27日の2万4200人でしたが、9月15日には7495人と、ほぼ3分の1に減少しました。東京でも8月13日の5773人から、9月16日には331人に減少しました。

　9月20日の「NHKスペシャル」で紹介していたアンケート調査の、**国民の8割が緊急事態宣言を今も守り続けているという結果に、尾身茂会長は感激していました。**

　西浦教授のシミュレーション通りに行政、国民が協力し、第5波は収束しました。

　大阪で医療崩壊を起こした第4波で流行したウイルスは英国型変異ウイルス（アルファ株）、東京で医療崩壊を起こした第5波で流行したウイルスはインド型変異ウイルス（デルタ株）でした。デルタ株変異ウイルスは、アルファ株変異ウイルスに比べて感染力や重症化リスクは高かったものの、デルタ株変異ウイルスが流行した第5波の東京よりアルファ株変異ウイルスが流行した第4波の大阪のほうが死者が多かったのは、知事の行政の差でしょうか？

第5波の感染者の減少とその原因

　インド型変異ウイルス（デルタ株）が流行している第5波について、令和3年9月17日の読売新聞によりますと、全国の新規感染者の1週間平均が、8月25日に2万3061人とピークで、9月15日は7495人とほぼ3分の1に減少し、重症者数も減少しました。療養者数は、9月1日に過去最高の20万7672人ですが、その後、減少に転じ、9月8日には15万9863人と1週間で5万人近く減ったということです。

　9月2日の読売新聞では、東京都の新規感染者数は、令和3年8月13日の5773人をピークに減少しはじめ、8月30日から毎週半減し、9月2日には3168人で1週間前から1060人減り、10日間連続、前の週の同じ曜日の数を下回っていました。

　一方、9月2日の大阪府の新規感染者は、過去最多の3004人で、前の週の同じ曜日から197人増えていました。

　9月2日の「羽鳥慎一モーニングショー」（テレビ朝日）では、東京都の実効再生産数は8月15日の0.97から9月2日には0.92に減り、大阪府の実効再生産数は9月2日で1.16でした。

　9月17日、病床が逼迫していた東京都で、20歳以上の入院患者が減少に転じました。

　9月17日の読売新聞によりますと、全国の感染者が急激に減少に転じた要因について、厚生労働省の助言機関は、①連休や夏休み等の拡大要因の影響が薄れた上、長雨の影響で外出する機会が減った、②医療逼迫などが大きく報道され、人々の行動が変わった、③現役世代を含めてワクチン接種が進んだことをあげていました。

　その他、日本医科大学の北村義浩特任教授も、人出の減少とワクチン接種が進んだことをあげ、愛知医科大学感染症科の三鴨廣繁教授は屋外でも

マスクをしている人が8月は92％、9月は93.4％と、誰もが危機感を持ってマスクをしていたことをあげていました。

　新型コロナウイルス感染症対策分科会の尾身茂会長は、医療崩壊を起こしていた8月12日に東京の人出を半分に減らすように求めていましたが、9月16日のテレビでは「人流は50％まで減少しなかったが、それにかなり近くまで減った」と述べました。

　国民の8割が緊急事態宣言を守り続けていたというデータもありました。

　10月26日の新規感染者数は、全国で153人、東京都17人、大阪府26人でした。

第5波の緊急事態宣言解除と世界の流行状況

　令和3年9月29日の読売新聞に、前日の28日、菅義偉首相が新型コロナウイルス感染症対策本部で、7月12日に19都道府県に発令されている緊急事態宣言と8県に適用中のまん延防止等重点措置について9月30日に解除することを決定した、と記載されていました。

　自治体が感染症対策をとっていると確認できた認証店は午後9時まで、非認証店は午後8時まで営業を認め、いずれも酒類の提供が可能になり、協力金も支払われます。イベントは参加人数の上限が5000人から1万人に緩和されました。

　9月30日の読売新聞によりますと、新規感染者は全国で1986人でした。東京は267人、直近1週間の平均新規感染者数は302人で、前週の590人から49％減少しました。大阪は398人で前週の同じ曜日を193人下回り、32％減少していました。全国の重症者は前日より64人減って998人となり、2カ月ぶりに1000人を下回りました。この日の死者は48人でした。ワクチンを2回接種した人は58.7％で、65歳以上の高齢者の接種率はなんと89％でした。

　世界の流行状況に目を向けてみます。

　韓国は、2002年11月に発生し、世界的な流行（pandemic：パンデミック）を起こして、2003年7月に制圧宣言されたSARS（severe acute respiratory syndrome：重症急性呼吸器症候群）、また、2012年6月にサウジアラビアで発生し、中東、ヨーロッパで大流行したMERS（middle east respiratory syndrome：中東呼吸器症候群）が2015年に韓国に飛び火してエピデミック（epidemic：特定のコミュニティ内での急激な流行）を起こして痛い目に遭いました。

台湾はSARSが流行した時に、中国の反対でWHOにオブザーバーとしての参加が認められず、痛い目に遭いました。

　以上の教訓から、韓国、台湾は米国のCDC（Centers for Disease Control and prevention：アメリカ疾病予防管理センター）を手本にしてCDCを作りました。韓国CDC（韓国疾病対策センター）や台湾CDC（台湾疾病管理署）はパンデミックに対して国家的なコントロールができる体制を敷き、PCR検査等を十分に配備しました。

　日本にはSARSもMERSも上陸しなかったため、疫学者は新型コロナウイルスの上陸を危惧していましたが、政治家、ジャーナリスト、国民の新型コロナウイルスのパンデミックに対する防疫の意識は低く、逆に保健所を大幅に減らして統廃合しました。

　米国では新型コロナウイルスのパンデミックが始まった時、ドナルド・トランプ大統領がマスク着用、感染者の追跡調査、ワクチン接種、抗ウイルス剤等について科学的根拠を軽視した発言をし、2020年（令和2年）1月24日には感染者1354万人、死者26万8045人と、この時点で世界ワースト1位という大惨事になりました。

　さらに、米国ではインド型変異ウイルス（デルタ株）の感染拡大によって、2021年（令和3年）7月頃から新規感染者の増加ペースがより加速し、10月1日の累積感染者は4370万人で、死者が70万人を突破、いずれも世界最多でした。

　10月4日の読売新聞によりますと、同時期、日本の累積感染者は170万人で死者は1万7000人、英国の累積感染者は793万人で死者13万人、韓国は31万人と2500人、台湾は1万6000人と840人でした。

第５波・「抗体カクテル療法」の開始

　新型コロナウイルスのデルタ株が猛威をふるっていた、第５波の令和３年７月19日夜、厚生労働省はこの状況を打開するために「抗体カクテル療法」で用いられている治療薬の販売名**ロナプリーブ**（一般名**カシリビマフ及びイムデビマフ**）を特例承認し、７月22日から販売開始しました。

　抗体カクテル療法とは、新型コロナウイルスに対する２種類の中和抗体が混ざっている液を点滴静注することです。

　抗体カクテル療法で使用される**ロナプリーブ**薬剤は「カシリビマフ（遺伝子組み換え）」と「イムデビマフ（遺伝子組み換え）」という人工的に作られた２種類の**中和抗体**を組み合わせ、点滴で投与する治療薬で、商品名は「**ロナプリーブ点滴静注セット300**」及び「同1332」です。日本では、令和３年７月19日に中外製薬が厚生労働省から製造販売承認を取得しました。

　ロナプリーブは、新型コロナウイルスに対する治療及び予防を目的として、アメリカ・リジェネロン社で創製・開発された抗SARS-CoV-2**モノクローナル抗体**です。この中和抗体が、SARS-CoV-2のスパイクタンパク質と結合し、SARS-CoV-2が細胞のACEレセプターに結合するのを阻止することで、ウイルスが増殖せず、重症化を防ぐことができます。

　新型コロナウイルスは、発生後７日まではウイルスが増殖し、７日後からは宿主免疫による炎症反応が主病態と考えられ、それ故に発生から７日以内の投与で効果があります。

　ロナプリーブが発売されるまでは、世界に軽症の新型コロナウイルス感染症患者向けの薬剤はありませんでした。日本初の軽度〜中等度の新型コロナウイルス感染症患者向けの薬剤で、重症化を予防しました。

ロナプリーブの使用対象は、重症度分類で、呼吸不全がなく、SpO₂が93％＜SpO₂＜96％の軽度〜中等度の患者で、発売当初の対象者は入院患者のみでしたが、厚生労働省が令和3年8月13日に宿泊療養施設の患者にも投与できるようにし、さらに9月17日には、菅義偉首相によって、自宅療養の患者にも往診で使用できるようになりました。
　ロナプリーブは令和3年10月31日の時点で約3万5000人に使われていました。

　ロナプリーブ等、抗体カクテル療法には、副作用としてごく稀に「インフュージョンリアクション（急性輸液反応）」があります。インフュージョンリアクションとは、薬剤投与中または投与開始後24時間以内に現れる、ロナプリーブを含むモノクローナル抗体製剤を点滴した時に起こる過敏症で、抗ヒスタミン薬やステロイド剤の投与によって治療します。症状は発熱、悪寒、吐き気、不整脈、胸痛、胸の不快感、頭痛、脱力感、蕁麻疹、全身の痒み、筋肉痛、のどの痛みなどです。
　　　参考：「SOYAKU」2021年10月31日コラム（執筆：医師　木村眞樹子）

　さらに、2種類目の軽度〜中等度Iの患者を対象とした抗体カクテル療法薬剤、商品名**ゼビュディ**点滴静注500mg（販売名**ゼビュディ**・一般名**ソトロビマブ**）が令和3年9月27日夜に厚生労働省により特例承認され、9月29日に発売されました。
　ソトロビマブは、イギリスの製薬大手グラクソ・スミスクラインが、厚生労働省に承認申請していたもので、重症化リスクが高く、かつ酸素投与の必要がない軽症または中等症の患者に、新型コロナウイルスの働きを抑える中和抗体を点滴静注で投与します。海外で行われた治験では、入院や死亡のリスクを79％減らす効果が確認されていました。

重症化を予防し、入院と死亡のリスクを減らす抗体カクテル療法で発症7日以内に使われるモノクローナル抗体のロナプリーブとゼビュディの相違点は、次の2点です。

1．作用機序

　ロナプリーブは新型コロナウイルスのスパイクタンパクを認識し、ウイルスが細胞内に侵入するのに必要なACE受容体に親和性を示して結合し、ウイルスの吸着ならびに宿主細胞内への侵入を阻害することにより、ウイルスの増殖を抑制します。一方で、ゼビュディは新型コロナウイルスの、スパイクタンパク質の受容体結合ドメイン上のACE2受容体結合部位とは異なる部位に結合し、ACE受容体周囲をおおわれて、ウイルスは細胞に接着できず、増殖できません。

2．変異型ウイルスに対する効果（中和活性）

　ロナプリーブとゼビュディは、in vitro（試験管内で行われる実験）で注目すべき変異株（VOI）のアルファ株とデルタ株のスパイクタンパク質に対して中和活性を示しましたが、ロナプリーブはオミクロン株への投与に対しては推奨されておらず、ゼビュディはオミクロン株に対する中和活性が保たれ、有効性が期待されています。

　ソトロビマブ（ゼビュディ）は、新型コロナウイルスの治療薬として、重症患者に適用のあるレムデシビル、デキサメタゾン、バリシチニブ、それに軽度～中等度Ⅰの患者用の抗体カクテル療法のカシリビマフ・イムデビマフに続いて5種目の承認となりました。

第5波の新規感染者数で、大阪が東京を上回った日

　政府は、令和3年8月25日の新型コロナウイルス感染症対策本部で、8月27日から9月12日まで、北海道、宮城、岐阜、愛知、三重、滋賀、岡山、広島の8道県を追加した緊急事態宣言を発令し、さらに高知、佐賀、長崎、宮崎の4県を追加したまん延防止等重点措置の適用を決めました。緊急事態宣言は計21都道府県、まん延防止等重点措置は計12県となり、全都道府県の7割となりました。

　8月27日の全国の新規感染者数は2万4200人で、デルタ株が流行した第5波のピークでした。

　そのような中、**8月29日の時点で**、東京が177人、大阪が197人と大阪の感染者数が20人上回り、人数が逆転しました。

　9月1日の読売新聞によりますと、直近1週間の人口10万人当たりの新規感染者数でも、大阪が東京を上回っていました。

　令和3年4月20日に、日本で初めて、東京でデルタ株変異ウイルスが確認されています。第5波では東京と大阪を中心に感染者は増え、8月2日には直近1週間の人口10万人当たりの新規感染者数が、東京で161人、大阪で65人と、東京が倍以上でした。しかしその後、東京が8月19日の240人をピークに徐々に減少していく一方で、大阪は増加し、8月29日に逆転したのです。

第 5 波の大阪の成功

　令和 3 年10月 1 日の読売新聞に、新型コロナウイルスの第 5 波は、首都圏で医療体制の逼迫が深刻化したのに対し、大阪府は死者、重症者とも令和 3 年春の第 4 波を下回りました。第 5 波の大阪府は、医療崩壊に直面した第 4 波を教訓に病床確保をはじめとする備えが功を奏したと記載されていました。

　大阪府における、令和 3 年 6 月21日から 9 月末までの第 5 波の累積感染者数は 9 万7113人で、 3 月 1 日から 6 月20日の累積感染者数が 5 万5318人だった第 4 波に対して、感染者数が1.8倍に上がりました。しかし、第 5 波の大阪府の死者は、 9 月24日の時点で238人と、第 4 波の大阪府の死者1537人の 6 分の 1 に減少していました。また、第 4 波にて自宅で死亡した人が19人であったのに比べて、第 5 波では自宅で死亡した人は 1 人と大きく減少しました。これは、ワクチンの普及による重症者の減少と、病床拡充で重症病床の逼迫を回避できたことが大きかったです。

　第 4 波の大阪府では、重症者数が確保した病床数を上回り、重症病床使用率が100％を超えましたが、第 5 波は、病床を1.7倍の605床に増やし、病床使用率は感染のピーク時でも50％弱で、90％前後まで上がった第 5 波の首都圏と異なり、必要な医療の提供が難しくなる状況を避けることができました。

　大阪で重症者用病床に余裕があったのは、第 5 波で採用した早期入院・治療の方針が**好循環**を生んだことが大きな要因です。軽症の段階から積極的に入院させ、重症化を予防する「抗体カクテル療法」を活用しました。それにより平均入院日数は9.5日と、第 4 波より3.4日短縮され、重症化率は、第 4 波の3.2％から第 5 波では1.0％に低下しました。また、入院が長引いて病床が埋まり、自宅で重症化する患者が増えるという**悪循環**を防げ

ました。健康観察が難しい自宅療養者を減らすために、看護師が常駐する宿泊療養ホテルを8月初旬の約4000室から約8400室に拡充したことも奏功しました。

　なお、第5波の東京都では、自宅で死亡した患者は40人でした。第5波の死亡率は、全国平均が0.3%、東京都0.31%、大阪府0.2%でした。

第5波・大阪市保健所業務の目詰まり

　令和3年10月13日の読売新聞に、首都圏や大阪で猛威を振るった第5波においても、大阪府は第1波から指摘されてきたコロナ対応の**初動を担う保健所業務の目詰まり**が解消されていないと記載されていました。感染者の一人ひとりに電話し、行動を聞き取り、濃厚接触者を特定した上で、入院、宿泊療養、自宅療養のいずれにするかを判断する保健所の業務は、第5波の令和3年8月半ばに感染者の増加で膨張し続け、保健師の負担がさらに増大しました。

　特に厳しい状況であったのが、**大阪市保健所**でした。コロナ対応を担う職員167人の8月の残業時間は平均70.1時間で、4人に1人が過労死ラインとされる100時間を超えていました。大阪市は第4波から保健所の職員を40人増やしていましたが、100時間超の職員は第4波の4月よりも増加しました。

　それ故に、感染者への最初の連絡が遅れがちになり、第5波のピークの8月半ばで、大阪市内の感染者が宿泊療養施設に入るまでに要した日数は平均3.63日と、大阪府の他のエリアの倍近くかかり、その間に容態が悪化し、自宅から救急搬送を要請した感染者の9割を大阪市内が占めました。

　保健所の業務の停滞は、感染者の重症化につながるので改善すべきです。

　地域によっては、血中酸素濃度を測るパルスオキシメーターの配布、食料の配送も保健所の業務となっていて、そこでも負担が増加していました。

第5波を振り返って

　令和3年10月1日の読売新聞によりますと、第5波は「災害級」とし、以下のように書かれていました。

　第5波では、インド由来のデルタ株変異ウイルスが猛威を振るいました。デルタ株の感染力は、従来株の2倍、アルファ株の1.5倍とされています。

　CDC（米国疾病対策センター）は、デルタ株の感染力は免疫がない集団では1人の感染者から5〜9.5人程度に広がる恐れがあり、空気感染する水ぼうそう並みと推定しました。

　令和3年4月20日に、日本で初めてインド由来のデルタ株変異ウイルスが東京都内で確認され、その後、第5波の都内の新規感染者数は、6月中旬に400人前後だったものが、7月に入ると一気に増加し、7月14日には1000人を超え、その2週間後に4000人に達し、8月13日に過去最多の5773人に上昇しました。首都圏や大阪でも7月下旬から感染者が増え、お盆の時期には全国に流行しました。

　8月26日までの国内における1週間の人口10万人当たりの新規感染者数は、岩手県を除く46都道府県で、国の指標で**最も深刻な**ステージ4に達しました。

　第1波から第4波までの令和2年1月〜令和3年6月の1年半の感染者数が80万人であったのに対し、第5波の感染者数は、令和3年7〜9月のわずか3カ月間で90万人でした。

　上記の通り第5波は、第4波で主流であったアルファ株がデルタ株に置き代わり、緊急事態宣言下の令和3年7〜8月に全国で拡大しました。

　こうした状況を受け、政府は8月上旬、それまで「感染者は原則入院か宿泊療養施設」としていた方針を変更し、感染拡大地域では、感染者のう

ち軽症者らは原則「自宅療養」にかじを切りました。症状が重い患者を確実に入院させるためでした。それでも病床は逼迫し、8月24日時点で、32都府県で病床使用率は50％（国の指標でステージ4相当）を超えました。

　第5波では自宅療養者が急増し、7月上旬の4000人台から、8月下旬〜9月上旬には約30倍の13万人台に増えました。特に多かったのが東京で、ピーク時は2万6000人を超えました。

　自宅療養中に容態が悪化し、血中酸素濃度が低下して入院が必要であっても、入院先がすぐに見つからず、クリニックから酸素濃縮器を貸与されるケースも目立ちました。都は「酸素ステーション」の設置を進めましたが、本格的に稼働したのは8月下旬以降と後手に回っていました。7月には「抗体カクテル療法」を導入しましたが、当初は入院患者に限られており、往診に使用拡大したのは9月下旬と、こちらも後手に回っていました。

　9月中旬以降、感染者数は減少しました（感染者数の減少の原因については192ページの「第5波の感染者の減少とその原因」参照）。

　第5波では、子どもの間で集団感染の発生や、ワクチン接種完了者の感染（ブレイクスルー感染）など、新たな問題が起きました。

　令和3年2月に始まった国内のワクチン接種は、5月下旬以降、自衛隊による大規模接種や、企業・大学などで受けられる「職域接種」の導入もあり、急速に進みました。2回の接種を完了した人は、令和3年9月28日時点で58.7％でした。10月中に国民の70％が接種を終える見通しです。

　日本国内で使われているファイザー製、モデルナ製、アストラゼネカ製ワクチンは、デルタ株変異ウイルスに感染した時に、発症や重症化を予防する効果があり、これらのワクチン接種が進んだことが第5波の収束の大きな原因の1つでした。

　よって、第5波は第4波に比べて、感染者数は多かったものの、死者数は少なくすみました。

新型コロナウイルスワクチン
2回接種と第5波の抑制

令和3年10月9日の読売新聞に、下記のような記載がありました。

令和3年8月4日の厚生労働省助言機関は、会合で、第5波のこの状況が続けば、8月中旬には東京の新規感染者数が1万1000人を超えると試算しました。**実際は予測より大幅に少なく**、8月13日に過去最多の5773人を記録しましたが、これをピークに急激に減少しました。1人が何人に感染させるかを示す実効再生産数は、東京オリンピック開会式の2日前に当たる7月21日の「1.4」をピークに減少し、8月中旬には「1」を下回り、上記の新規感染者数の減少を裏付けました。

専門家は急激に減少した要因として、①夜間の人出の減少、②マスク着用などの感染対策が定着、③医療逼迫の情報で感染リスクが高い行動を回避した等をあげました。

大曲貴夫国際感染症センター長は、「**ワクチン接種の進展が第5波の感染抑制に大きな役割を果たしたことは間違いない**」と強調しました。全国で、新型コロナウイルスワクチンの**2回接種**を終えた人は、東京オリンピック前の7月20日時点では人口の24.6％でしたが、2カ月半で2.5倍に増加し、10月7日の時点で63.1％に達しました。65歳以上は先行して接種し、7月末までに8割が2回接種をすませ、顕著な効果が見られました。

デジタル庁の10月7日時点のデータによりますと、医療従事者を除く**2回接種率**は、群馬県が64.8％と全国トップで、沖縄県が50.7％で最下位でした。10月4日までの1週間の新規感染者数は、10万人当たりで、群馬県は3.8人、沖縄県は21.5人と5倍以上の開きがありました。また、第5波の東京の8月1日〜9月20日の死者の8割はワクチン未接種者でした。

コロナ後遺症・ブレインフォグ・聖マリアンナ医科大学の症例

　新型コロナウイルス感染後の後遺症について、令和3年9月11日から令和4年9月21日までの読売新聞に集中して記載されていました。

　WHOは、令和3年9月に初めて新型コロナウイルス感染症の後遺症を「感染を確認してから3カ月以内に発症し、2カ月以上続く、他の病気で説明できない症状」と定義して、**対応が必要な病気**としました。感染中に始まるものと、いったん回復した後に初めて出てくるものと、改善後ぶり返すものがありました。

　令和4年1月25日の読売新聞では、厚生労働省が「新型コロナウイルスに感染した人が、検査で陰性となり、感染性が消失した後も、他に明らかな原因がなく、急性期から持続する症状や、あるいは経過の途中から新たに、または再び起きた症状が続くこと」を後遺症と定義し、除外診断すると記載されていました。

　令和3年9月11日の読売新聞に、大阪府の「新型コロナ受診相談センター」に、7月8日から7月末に寄せられた後遺症と思われる症状に関する電話相談208件を分析したデータが記載されていました。それによりますと、40代が24.5％、50代が20.2％と、2つの年代で半数近くを占めていました。新型コロナウイルスに感染して無症状や軽症でも、後遺症に悩んでいる人もいました。後遺症の症状は、倦怠感30％、嗅覚障害25％、味覚障害21％、脱毛20％、呼吸苦15％、微熱・発熱10％、うつ・気分の落ち込み9％、咳8.6％ということです。

　ブレインフォグ（脳の霧）は、新型コロナウイルス後遺症の症状の1つで、まるで脳に霧がかかったかのようにぼんやりして、集中力の低下、疲労、倦怠感、記憶障害等が見られます。

　具体的には、①見聞きしたものが頭に入ってこない、②自分の考えや発

言がまとまらない、③頭が回らず作業に集中できない、④すぐに疲れてぐったりしてしまう、⑤常にのぼせている感じがする等を訴えます。MRI（磁気共鳴画像装置）などの精密検査を受けても異常は見られませんが、半年以上経っても症状が改善しない人や、休職するほど重い人もいます。

　なお、ワクチンを2回接種した人では後遺症リスクが49%減少すると書かれていました。

　9月24日の読売新聞には、第5波の影響があり、感染から回復した後も後遺症に悩む人が増え、対応できる医療機関が少なく、6月に新型コロナウイルス後遺症外来を設けた大阪市内の北野病院に受診相談予約が殺到し、5カ月先まで予約がうまる状況だと記載されていました。丸毛聡呼吸器内科・感染症科部長は、相談で最も多いのは「体がだるい」「何もする気が起きない」といった倦怠感の訴えで、その他、息苦しさ、嗅覚・味覚障害、ブレインフォグが目立ったと言います。MRIでは、脳や肺にほとんど異常はなかったと述べました。

　10月12日の読売新聞に、国立国際医療研究センターが行った、令和3年春に新型コロナウイルス感染症の回復者を対象にしたアンケート調査の結果が記載されていました。回答があった457人の解析結果によりますと、新型コロナウイルス感染症にかかった人の26.3%は半年後も後遺症に悩まされており、12カ月後でも8.8%に何らかの症状がありました。若い人、やせた人ほど味覚・嗅覚障害が起こりやすく、男女で比較すると、女性のほうが倦怠感は2倍、脱毛は3倍多いと記載されていました。味覚・嗅覚障害も女性に多く、特に味覚障害は男性より長引く傾向が見られました。新型コロナウイルス感染症の治療の有無と後遺症の出方には、関係は見られませんでした。

　同センターの国際感染症対策室の森岡慎一郎医長は、「現時点で言えるのは、新型コロナウイルスに感染しないように手洗い、マスク着用等の感染症対策が最重要で、ワクチン接種でも後遺症を予防できるかもしれない」と述べました。

10月25日の読売新聞では、次のような記事が掲載されていました。

埼玉県戸田市の公平病院では令和3年1月から後遺症の診療を始め、9月までに446人が受診しました。埼玉県は9月に入り、県内の7医療機関に後遺症外来を設置し、かかりつけ医などからの紹介を受けられる体制を整えました。20〜50代の働き盛りの患者が目立ち、ほとんどが複数の症状を訴えました。

また、川崎市の聖マリアンナ医科大学病院は令和3年1月から新型コロナウイルス感染症後外来を設置し、9月下旬までに205人を診療しました。20〜50代が9割を占め、受診時点で休職中の人は45人（22％）、短時間勤務など仕事の内容を変更した人は24人（11.7％）、退職した人は8人（4％）でした。

当時、新型コロナウイルス感染症は、感染症法に基づく「指定感染症」のため、感染中の治療は公費で支払われますが、後遺症の治療は自己負担となりました。

■ 症例

〈症例1〉高校1年生、女性：令和3年4月、高校にスポーツ入学し、クラスターで新型コロナウイルスに感染した。倦怠感があり、立ち上がるとめまいがする。学校になじんでいないと言われ、周囲に理解されず、毎晩ベッドで泣いた。精神科に行けと言われてつらかった。

3カ月後に新型コロナウイルス後遺症専門外来で初めて新型コロナウイルス感染症の後遺症と分かり、精神的なケアを受けた。ひきこもりになり、看護師からカウンセリングを受ける。今の自分の状態を受け入れて、あせらないようにとアドバイスをされた。

10月から学校に行けるようになった。クラス、部活に自分の病状を説明した。

〈症例2〉43歳、女性：病院で介護の仕事をしていたが、令和2年12月に新型コロナウイルスに感染し、1カ月以上動悸、息切れが続く。後遺症

だが、上司から「まわりに迷惑をかけるな」と言われて自主退職を迫られる。ろう学校に通う17歳の息子に料理、洗濯をしてもらう。収入が完全に断たれ、息子は部活をやめてアルバイトをする。

〈症例３〉40代、男性：令和３年１月に妻から感染。後遺症で記憶力が低下し、道に迷う。脳の画像を見ると、記憶を司る部分の血流が低下しており、脳卒中のリハビリを行う。γTMS（脳に数回磁気刺激を与えて血流を上げる）治療を受けている。

〈症例４〉50代、女性：新型コロナウイルス感染後、動くと動悸がして、職場に復帰できない。いつ退職させられるかという不安がある。聖マリアンナ医科大学のソーシャルワーカーが、傷病手当金をもらって治療に専念するようにと言い、会社への手続きを仲介してくれた。

参考：「クローズアップ現代」NHK、2021年11月２日
聖マリアンナ医科大学後遺症外来より

〈症例５〉23歳、女性、パート従業員：令和３年８月に感染が判明し、感染時は高熱と倦怠感が３日ほど続いたが、宿泊療養施設に入り、すぐに快方に向かった。しかし、熱が下がったと同時に何を食べてもにおいがしない、味がしないという状態に陥った。味覚は徐々に回復したが、嗅覚は元に戻らず、カレーなど香りが強い食べ物には「下水のような異臭」を感じる。結婚したばかりだが、自宅で料理をする時も味見ができず、「おいしい」が分からなくなった。

耳鼻科に週１回通院し、治療費が月１万円以上かかる。医師からは「完治には１年以上かかるかもしれない」と言われた。コロナが治ってから、こんなに嗅覚障害が長引くと思っていなかった。「何で私だけ」と思い詰め、泣いてばかりだ。

〈症例６〉70代、女性：令和２年の夏に新型コロナウイルスの感染が分かり入院、肺炎がひどくICU（集中治療室）にも入った。約３週間後に退院したが、ずっと倦怠感や息苦しさに悩まされて１年半になる。

現在も月に一度、呼吸器内科で血液検査やレントゲン検査を受けてい

る。感染前は高齢者施設でフルタイムの介護の仕事に就いていたが、今は
目覚めても体がだるくて起き上がれず、同居する娘の支えがないと生活が
できない。やりがいを感じていた仕事に短時間でも戻りたいが、復帰のめ
どは立っていない。自分の体でなくなってしまったようで、気持ちが体に
追いつかないと嘆く。

参考：聖マリアンナ医科大学の症例「読売新聞」2022年1月25日

　それまで存在していなかった新型コロナウイルスが突然流行し、全く予
想外の後遺症が出現し、患者も社会も、深刻な状態に陥れています。早い
メカニズムの解明と、治療法の確立を願います。

オミクロン株の出現

　令和３年11月25日、南アフリカ国立感染症研究所で、新しい変異ウイルスが発見されました。11月26日にWHOが「オミクロン株」と名付けました。

　オミクロン株の感染力は、気管支でデルタ株の70倍でしたが、肺では10分の１以下であると報告されました。そのため、デルタ株は肺炎を起こしやすく、オミクロン株は上気道炎が多くなります。オミクロン株の致死率はデルタ株の40分の１です。

　ファイザー社は、ファイザー製の新型コロナウイルスワクチンを３回接種すると、中和抗体が25倍に増えて、オミクロン株に対する予防効果が70〜75％あると発表しました。

　WHOは、オミクロン株は感染拡大が著しく速いので、医療システムが崩壊し、死者が増加すると警告しました。

あとがき

　令和1年（2019年）末に中国・武漢市海鮮市場で集団感染した、当時未知のウイルスであった新型コロナウイルス（急性呼吸器症候群コロナウイルス2・SARS-CoV-2）のニュースは、令和2年1月に日本に入り、それからわずか半年の間にパンデミック（世界的大流行）を起こしました。このウイルスは、同じコロナウイルスでも、2002年11月〜2003年7月に中国・広東省から発生した重症急性呼吸器症候群（Severe Acute Respiratory Syndrome）を起こし、29の国・地域に拡大して感染者数8096人、死者774人を出したSARSコロナウイルスや、2012年にサウジアラビアから発生した中東呼吸器症候群（Middle East Respiratory Syndrome）を起こすMERSコロナウイルスとは比較にならない脅威を人類にもたらしました。

　本邦における新型コロナウイルスの波は、令和4年（2022年）末から変異株のオミクロン株ウイルスを主流とした第8波が起こり、令和5年1月5日をピークに新規感染者数が減少に転じ、4月2日に終わりました。さらに8月には、第9波に入ったとも言われています。

　令和5年1月20日、岸田文雄首相は新型コロナウイルスの感染法上の分類を「2類相当」から季節性インフルエンザと同じ「5類」に引き下げることを検討すると表明し、5月8日から移行しました。オミクロン株の病原性が低下していることなどから判断しました。

　令和4年12月21日の厚生労働省の発表によりますと、令和4年7〜8月に流行したオミクロン株・BA.5で見ると、重症化率が60歳未満で0.01％、60〜70代が0.26％、80歳以上が1.86％で、致死率は60歳未満が0％、60〜70代が0.18％、80歳以上で1.69％と、季節性インフルエンザとほぼ同じでした。

今は希望すれば、誰でも、どこででも、新型コロナウイルスの抗原検査やPCR検査を受けることができます。

　また、薬についても、それまでは重症化リスクのある軽症・中等症患者に米メルク製と米ファイザー製の2種類の薬が国内で実用化されていましたが、令和4年11月22日、厚生労働省は塩野義製薬の新型コロナウイルス内服薬「ゾコーバ」を、重症化リスクの低い人でも服用できると発表しました。

　令和5年2月22日、政府は、重症患者を減らすために、高齢者や基礎疾患のある人など、リスクの高い人達がオミクロン株対応ワクチンを2回（5〜8月と9〜12月）接種できるようにしました。

　令和5年3月3日の読売新聞に、「新型コロナウイルスの感染法上の分類を5類に引き下げることに伴い、政府は、医療体制と公費支援を見直した。5月8日の5類移行後は外来でコロナ患者の窓口の医療費は原則として自己負担とする。発熱外来は医療機関で対応する。入院患者は全病院での受け入れを目指す」などと記載されていました。

　3月13日から、マスク着用は個人の判断に委ねられるようになりました。

　7月31日、厚生労働省の専門家部会は、第一三共が開発した新型コロナウイルスワクチンの製造販売を了承しました。

　私達は少しずつ未知のウイルスとの共存に向けて動き出しているのです。

　本書を推敲中の令和5年8月6日、蒼い空に入道雲がにょきにょきと盛り上がっています。今年の夏は特に暑く、35℃以上の猛暑日が2週間以上続いています。それにもかかわらず、今までコロナ禍によって、3年半、勤務先や自宅にこもっていた人が、都会や地方の観光地にどっと繰り出して、どこもかしこも人であふれています。外国人観光客も多く、笑顔

があふれています。

　人々は、新型コロナウイルス・パンデミック前の平和な日常を取り戻したかのように見えます。しかし、日本は、戦後最大の危機を起こしたコロナ禍から来る教訓を無駄にしてはいけないと思います。

　本稿を執筆するに当たっては、令和3年2月15日に厚生労働省、国立感染症研究所が作成し、各医療機関に送付された「新型コロナウイルス感染症（COVID-19）診療の手引き　第4.2版」を、私の先輩である津田紀彦医師が送って下さったことで情報が入りました。ありがとうございました。

　また、最後になりましたが、この本は、私と、私の追手門学院高校時代の親友である原久彦君との新型コロナウイルスに関するメールのやりとりをベースに、私が編集し、まとめました。この場を借りて、原君に御礼申し上げます。

「Remember CORONA!」

　令和5年　盛夏

吉田匡司

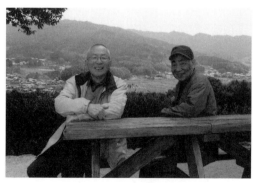

奈良県明日香村の甘樫丘山頂・展望台にて原君（左）と筆者

《著者略歴》

吉田匡司（よしだ　まさし）

小児科医、臨床小児ウイルス学専門、小児のEBウイルス感染症、医学博士。昭和42年3月、和歌山県立医科大学卒業。昭和43年4月、和歌山県立医科大学小児科入局。昭和45年5月、和歌山県立医科大学付属病院小児科学教室助手。昭和55年、急性腎炎のため退職。昭和60年5月、大阪府守口市にて小児科医院を開業。平成25年8月31日、病気のため閉院。

論文発表

1. Masashi Yoshida, Norihiko Tsuda, Toyokazu Morihata, Hirotoshi Sugino, Tadashi Iizuka : Five patients with localized facial eruptions associated with Gianotti-Crosti syndrome caused by primary Epstein-Barr virus infection. The Journal of Pediatrics Volume 145 Number 6 December 2004

2. Masashi Yoshida, Hirotoshi Sugino, Tadashi Iizuka, Liu Xiaofang, Akira Suzuki, Hitoshi Oshitani, Tatsuo Suzutani, Kazufumi Ikuta : A case report of a patient in whom antibodies against the 2009 pandemic influenza A/H1N1 virus have been present since June 1999

第1波から第5波
新型コロナウイルス流行の記録と解説

令和6年1月12日　第1版第1刷発行

著　者	吉田匡司
発　行	株式会社PHPエディターズ・グループ

〒135-0061　東京都江東区豊洲5-6-52
☎03-6204-2931
https://www.peg.co.jp/

印　刷 製　本	シナノ印刷株式会社